Inhaltsverzeichnis

Vorwort zur 2. Auflage

Die Tatsache, daß wir Menschen uns auf einem zeitlich begrenzten Weg (japanisch DO) befinden, der bei unserer Geburt beginnt und mit dem Tode endet, ist Chance und Schicksal zugleich.

Im Wissen um die „Endlichkeit" unseres Lebens und im Besitz der Entscheidungsfreiheit könnten wir uns auf eine freudvolle und beschwingte Wanderschaft begeben, um in der Verbundenheit mit gleichgesinnten Menschen glücklich zu sein.

Diese Form der Selbstverwirklichung wird leider nur von wenigen Menschen beherrscht und praktiziert. Alle anderen verstehen ihr Leben als andauernden Kampf, der ihnen „von außen" aufgezwungen wird. Tatsächlich kämpfen sie sich selbst durch den Verkehr, ringen mit den Problemen am Arbeitsplatz, streiten sich mit den Familienangehörigen und opponieren letztlich auch gegen die „innere Stimme der Vernunft".

Auch die zunehmende „Freizeit" wird weitestgehend vom (Wett-)Kampf beherrscht. Der Sieg und nicht die ganzheitliche Entwicklung des Menschen wird zur Maxime des Handelns. Nicht „Wegmeister", sondern Trainer bestimmen die Prinzipien und Regeln der oft nur körperlichen Entwicklung ihrer Schüler. „Was uns nicht umwirft, macht uns härter!" ist die Devise. Dabei werden die im Trainingsraum hängende „Hitliste der Krankmacherübungen" geflissentlich übersehen und schmerzhafte Erfahrungen des eigenen Leibes sowie belastende „Spätschäden" verdrängt.

Diese Menschen bekämpfen sich ausdauernd selbst. Folglich fühlen sie sich ständig erschlagen und haben keine Kraft oder Zeit mehr zur Regeneration und Selbstbesinnung; ihre Lebensfreude schwindet und Krankheiten sind vorprogrammiert.

Viele Denker haben die Unsinnigkeit unserer kämpferischen Grundeinstellung angeprangert und Wege zur Problemlösung aufgezeigt. Da diese meist jedoch religiöser, philosophischer oder theoretischer Natur waren, blieb ihre Wirkung begrenzt. Dem japanischen Großmeister (O Sensei) Morihei Ueshiba ist es in den 20er Jahren dann gelungen, aus den Prinzipien verschiedener traditioneller Kampfkünste (Budo) einen „Weg (DO) zur Harmonisierung (AI) der geistigen Energie (KI)" zu entwickeln. Die körperliche Ausdrucksform des AIKIDO sind wirksame Verteidigungstechniken gegen unbewaffnete und bewaffnete Angreifer. Durch ihr intensives und ausdauerndes Üben werden dem Übenden aber auch wertvolle Prinzipien und Erfahrungen vermittelt, die sein Unterbewußtsein prägen und fortan auf alle Lebensbereiche wirken.

Es ist kein Zufall, daß die Erhaltung und Fortentwicklung der körperlichen und geistigen Beweglichkeit und damit die Wiederherstellung der inneren (Körper-Geist-Seele) und äußeren Harmonie (Mensch-Mensch bzw. Mensch-Umwelt) auch in der zweiten Auflage des Buches „Funktionelle Gymnastik" konsequent verfolgt wird. Beide Autoren sind nämlich nicht nur sehr qualifizierte Sportärzte, sondern auch ranghohe Meister (Dane) des AIKIDO. In Übereinstimmung mit den Idealen dieses Weges sind sie seit vielen Jahren ehrenamtlich und überaus erfolgreich in der Fachübungsleiter-Ausbildung des Deutschen Aikido-Bundes e. V. tätig. Ihre unter fachlichen sowie methodisch-didaktischen Aspekten gleichermaßen vorbildlichen und von der eigenen Erfahrung geprägten Unterrichte förderten über die Wissensvermittlung hinaus immer auch das Wohlbefinden der vielen Schüler, die heute als Multiplikatoren in der Verbänden und Vereinen wirken.

Den Autoren, Frau Dr. Barbara Oettinger und Herrn Dr. Thomas Oettinger, danke ich für die Transformation wesentlicher Prinzipien des AIKIDO in einem für alle Sport- und Bewegungsarten wichtigen Bereich der körperlichen (Aus-)Bildung. Ich bin glücklich darüber, daß sie meine langjährigen und geschätzten Weggefährten sind.

Dem hervorragenden und überaus nützlichen Fachbuch wünsche ich eine weite Verbreitung zum Wohle vieler Menschen.

Alle Schüler, die immer wieder unter den gymnastischen Übungen ihrer „alten Meister" leiden, sollten es aus besonderem Anlaß als - nicht ganz selbstloses - Geschenk auswählen.

Ich wünsche allen Leserinnen und Lesern, die das vorliegende Fachbuch studieren und die Empfehlungen der Autoren umsetzen, einen langen, friedvollen und glücklichen Weg.

November 1997   Rolf Brand

Präsident und Bundestrainer des
Deutschen Aikido-Bundes e. V.

Vorwort zur 1. Auflage

Das Arzt-Ehepaar Barbara und Thomas Oettinger titelt mit „Funktioneller Gymnastik" und meint eindeutig Sport, der gesund ist. Gesund in dem Sinn, daß solcher Sport anatomische Gegebenheiten in Aufbau und Durchführung kennt und berücksichtigt. In Theorie und Praxis: die medizinische Kenntnis von Voraussetzungen und Wirkungen einer Übung bestimmt deren Praxis, und die praktische Erfahrung läßt Fehler und unliebsame Folgen vermeiden.

Das Buch von Barbara und Thomas Oettinger kommt zur rechten Zeit. Es ist ein praxisorientiertes Vade-mecum im gesundheitsorientierten Sport, bei Prävention und Rehabilitation, bei Training und Spiel, in allen Phasen sportlicher Aktivität. Der reiche Stoff ist systematisch und praxisnah gegliedert; die Sprache ist bei Wahrung der medizinischen Substanz laien-kapabel und ohne Schwulst: Begriffe und Funktionen sind verständlich erklärt und in über 500 Abbildungen anschaulich dargestellt; das Detail bleibt im Zusammenhang.

Das Buch ist Ergebnis sportmedizinischer und sportpraktischer Kenntnis und Erfahrung, nichts verliert sich in blasser Theorie. Das Buch gibt den tausenden Übungsleiterinnen und Übungsleitern ebenso wie den Frauen und Männern, die den erholsamen, gesundheitserhaltenden und gesundheitsfördernden Sport suchen und schätzen, einen methodischen Leitfaden. Das Buch ist Fundament für die anatomisch-funktionale Sportausübung - es liest sich ganz praxisorientiert und wird so zu einem zu praktischer Anwendung motivierenden Handbuch.

Barbara und Thomas Oettinger haben ein Standard-Buch für den gesundheitsorientierten Sport geschrieben. Der gesundheitsorientierte Sport im Sportverein hat sein sportmedizinisches Handbuch!

Juli 1995   Dr. Rolf Thieringer

Präsident des
Württembergischen Landessportbundes e. V.
und des
Landessportverbandes Baden-Württemberg e. V.

1   Einführung

In der heutigen Zeit ist der Bewegungsmangel ein Problem zunehmender Wichtigkeit. Das steigende Auftreten sog. „Zivilisationskrankheiten" hat darin ihren wesentlichen Ursprung. Von Natur aus ist der Mensch ein Laufwesen, das sich früher seine Nahrung durch Sammeln und Jagen verdienen mußte, weswegen die regelmäßige Bewegung zur Gesunderhaltung vieler Körpersysteme unbedingt erforderlich ist. Diese Erkenntnis hat immer wieder Eingang in die Gesellschaft gefunden und wurde im Lauf der Geschichte in unterschiedlicher Weise umgesetzt. Beispiele hierfür sind die Sportspiele der alten Griechen (Olympia), der „gesunde Geist in einem gesunden Körper" der Römer oder die Turnbewegung im 19. Jh. in Deutschland, die zur Gründung zahlreicher Turn- und Sportvereine geführt hat.

Auch in neuerer Zeit ist das Thema der Fitneß wieder ganz aktuell, wobei das Sportangebot so breit wie nie zuvor ist. Durch die heutige Mobilität und die Verbreitung über das Medium Fernsehen ist die Palette der Möglichkeiten sportlicher Betätigung unübersehbar groß geworden. Da sind zum einen die Sportvereine und -verbände, die sich mit großem Einsatz und ausgedehntem, ehrenamtlichen Engagement um Mitglieder bemühen. Daneben gibt es zahlreiche Kurse, die von Volkshochschulen, Krankenkassen und Fitneßcentern angeboten werden. Dann haben die Hersteller von Sportartikeln und die Veranstalter von Sport-Meetings einen Markt entdeckt, der mit großem Werbeaufwand im Bewußtsein der Bevölkerung gehalten wird. Und schließlich finden wir eine Reihe von Fitneßbewegungen wie Jogging, Wogging, Walking, Aerobic, Callanetics u. a., die häufig aus Amerika zu uns kommen, eine gewisse Zeit in Mode sind und dann z. T. auch wieder verschwinden.

Die Grundlage jeder sportlichen Betätigung ist jedoch eine vernünftige Vorbereitung der Körpers, einmal um diese (möglicherweise ungewohnte) Belastung ohne Verletzungen zu überstehen, zum anderen, damit der Sporttreibende auch wirklich Freude an der Bewegung empfindet. Gymnastische Übungen ermöglichen dies in zweifacher Hinsicht: Sie fördern motorische Grundfertigkeiten wie Kraft, Beweglichkeit, Ausdauer und Koordination und führen als Aufwärmgymnastik in idealer Weise auf das sportartspezifische Training hin.

Um eine Gymnastik jedoch so aufzubauen, daß sie sinnvoll und effektiv auf diese Ziele zuarbeitet, ist ein gewisses theoretisches Hintergrundwissen erforderlich. Unsere eigene Erfahrung als Sportler und Übungsleiter zeigte uns, daß häufig seit Generationen überlieferte Übungen anzutreffen sind und mit Elan trainiert werden, ohne daß deren Ziel oder Sinnhaftigkeit je überdacht wurden. Erfahrungen aus der Krankengymnastik haben in den letzten Jahren zunehmend Eingang auch in die sportliche Gymnastik gefunden und bewirkt, daß zahlreiche Übungen verbessert oder ersetzt wurden. Die diesem Wandel zugrundeliegenden Erkenntnisse leiten sich aus der Anatomie und der Muskelphysiologie ab und sind mit etwas Mühe in ihren Grundlagen von jedem Interessierten zu erlernen.

Wir blicken auf eine jahrelange Tätigkeit als Sportmediziner und Referenten in der Übungsleiterausbildung zurück und haben mit diesem Buch aus der praktischen Erfahrung heraus ein Thema aufgegriffen, das für Sporttreibende von alltäglicher Wichtigkeit ist. *Es handelt sich um die Grundlagen, den Aufbau und die Durchführung einer funktionellen (d. h. anatomisch angepaßten) Gymnastik.* Für die Beschreibung der Übungen und die ergänzenden, praktischen Ratschläge wurde hierbei ein bewußt medizinischer Blickwinkel gewählt, um die Ausführungen auf eine nachvollziehbare, wissenschaftliche Grundlage zu stellen. Gerade im *Bereich der Prävention* (d. h. der Vermeidung von Krankheiten und

Verletzungen) und der *Rehabilitation* (d. h. der Wiederherstellung des erkrankten Körpers) ist dies besonders wichtig.

Diese Übersicht über relevante Punkte der Sportpraxis hat folgende Zielsetzung:

- Sie soll dem *Sportler bzw. Sportinteressierten* einen Überblick über sinnvolle Bewegungsformen geben und es ihm ermöglichen, in einem Check-up objektive Informationen über die Bewegungsfähigkeit seines Körpers erhalten. Er bekommt weiterhin Beispiele für die Durchführung eines Kreislauftrainingsprogramms.

- Sie soll dem *Übungsleiter* eine Hilfestellung für Fragen und Probleme aus der täglichen Praxis sein, als Nachschlagewerk und Anregung für ein abwechslungsreiches Training dienen und ihm die Fähigkeit vermitteln, falsche Ausführungen gymnastischer Übungen zu erkennen und zu korrigieren.

- Sie soll dem *Sportmediziner* eine handliche Zusammenfassung der theoretischen Grundlagen gymnastischer Übungen bieten und ihn in seiner beratenden Tätigkeit zu einem kompetenten Gesprächspartner von Übungsleiter und Sportler machen.

Die theoretischen Voraussetzungen beginnen mit den **biologischen Grundlagen,** bei denen die wesentlichen Elemente des Bewegungapparates dargestellt werden. Wir haben hierzu die wichtigsten Muskelgruppen übersichtlich in funktionelle Einheiten zusammengefaßt, ihre Bedeutung für den Körper erläutert und ihr Zusammenspiel leicht verständlich beschrieben. Das Kapitel wird durch einen kurzen Abriß der hauptsächlichen Wege des Energiestoffwechsels abgeschlossen, deren Kenntnis für das Nachvollziehen von Trainingsmethoden, Ernährungsempfehlungen und sportlichen Leistungen Voraussetzung ist.

Bei den **Grundsätzen der funktionellen Gymnastik** werden in einer Übersicht die Zielsetzungen gymnastischer Übungen und die vernünftige Abfolge verschiedener Übungsteile dargestellt. Als dritter Punkt werden Hinweise zur eigenen körperlichen Belastbarkeit und zur Steigerung der Ausdauerleistungsfähigkeit gegeben.

Die praktischen Übungen beginnen mit dem **Aufwärmteil.** In ihm werden Beispiele zur Erwärmung des Körpers und zur Beweglichmachung (Mobilisierung) der Gelenke beschrieben und Anregungen für abwechslungsreiche Variationen der Grundübungen gegeben. Der Übergang zur mehr spezifischen Gymnastik wird durch Atemübungen markiert, deren Verinnerlichung zu einem ruhigen Fluß des Atemstromes auch in Phasen starker körperlicher Anstrengung beiträgt.

Im **Gymnastikteil** wird ausführlich auf die Theorie und Praxis von Kraft- und Dehnungsübungen eingegangen. Gerade das Stretching hat in letzter Zeit einen enormen Aufschwung erfahren, da es die gezielte Dehnung verkürzter Muskeln auf einer anatomischen Grundlage ermöglicht. Des weiteren werden typische Übungen, die zwischenzeitlich als überholt angesehen werden sollten, kritisch untersucht und Verbesserungen vorgeschlagen. Spiele und sportartspezifische Übungen sind **weitere Bewegungsformen,** die zur Abwechslung in das Standardprogramm einfließen können und so das Repertoire erweitern.

Der Abschnitt über **spezielle Gymnastikarten** faßt Maßnahmen und Übungen zur Rückenschulung und zur Fußgymnastik zusammen und gibt Empfehlungen bei Beschwerden in diesen Bereichen. Die gymnastischen Übungskapitel werden durch die Möglichkeiten des Abwärmens abgeschlossen.

Um eine objektive Aussage über die eigene Leistungsfähigkeit zu erhalten, wird eine Durchführung von **Muskelfunktionstests** empfohlen. Sie zeigen spezifische Trainingsdefizite auf und ermöglichen im Laufe der Zeit eine Kontrolle der erzielten Fortschritte. Ein **Trainingsprogramm** gibt Beispiele für ein kurzes, tägliches Kreislauftraining in verschiedenen Leistungsstufen.

Das Buch wird durch **Erste-Hilfe-Maßnahmen bei Sportverletzungen** und durch eine Übersicht über eine **vernünftige Ernährungsweise** abgerundet. Dies sind beides Themenkomplexe, auf die der Sportler zwangsläufig stoßen wird und deren Grundkenntnisse wir als wesentlich erachten.

Es hat sich gezeigt, daß die Etablierung eines gewissen gymnastischen Grundwissens in einer Sportgruppe (d. h. bis jeder bei den einzelnen Übungen weiß, was er jeweils tun soll und warum) etlicher Übungsstunden und vieler Erklärungen und Korrekturen bedarf. Gerade die Vermittlung dieser theoretischen Grundlagen kommt im praktischen Übungsbetrieb (aber auch im Studium und bei der Übungsleiterausbildung) häufig zu kurz, weil die Zeit und die Ruhe dazu fehlt, ist jedoch zur korrekten Ausführung der Übungen unerläßlich. Auch Literatur hierzu, welche nicht nur Studien zitiert, sondern direkt praktisch umsetzbar ist, gibt es nur in begrenztem Umfang.

Wir haben uns bemüht, die Sachverhalte in einer klaren Weise und in einem anwenderorientierten Stil darzustellen, um so dem Sportler (sei es nun ein Anfänger oder ein Erfahrener) ebenso wie den betreuenden Trainern, Übungsleitern und sportmedizinisch tätigen Ärzten auf jeder Stufe Hinweise zu geben. Viele der hier in wiederholter Weise vorgestellten Grundlagen und Prinzipien lassen sich nahtlos auf andere Sportarten übertragen und können als Entscheidungshilfe zur Beurteilung sinnvoller, sinnloser oder gar gesundheitsschädlicher Bewegungsformen dienen.

Die in diesem Buch beschriebenen Übungen und Spiele sind von den Autoren über Jahre hinweg zusammengetragen worden. Wir danken allen, die uns auf Lehrgängen, in Vorträgen und im persönlichen Gespräch ihr Wissen und ihre Erfahrung vermittelt und entscheidende Tips gegeben haben. Es ist uns ein Anliegen, gerade im Breitensport zur Freude an der eigenen körperlichen Aktivität zu ermutigen. Sport ist in jeder Altersstufe ein notwendiger Bestandteil des Lebens, um Leistungsfähigkeit und Gesundheit zu erhalten und zu fördern. Um dem Interessierten das nötige Know-how zu liefern, soll ihm hier neben Vereins- und Kursangeboten ein jederzeit zur Verfügung stehendes Nachschlagewerk an die Hand gegeben werden.

2 Biologische Grundlagen

2.1 Funktionelle Anatomie

Der Bewegungsapparat

Unter Sport versteht man das Training und den gezielten Einsatz des Bewegungsapparates des Menschen. Es soll daher den weiteren Ausführungen ein Kapitel vorangestellt werden, in dem die Komponenten dieses Bewegungsapparates mit ihrer Funktion, ihren Stärken und Schwächen vorgestellt werden. Es kommt hier darauf an, das Zusammenspiel der Einzelteile zu einem funktionierenden Ganzen zu sehen und zu verstehen. Nur so wird es möglich sein, den Sinn oder Unsinn von Übungen und Bewegungsabläufen zu beurteilen.

Viele Gegebenheiten lassen sich nach rein mechanischen Gesichtspunkten aus der Physik ableiten. Hierzu ist allerdings eine Kenntnis der wichtigsten anatomischen Strukturen notwendig. Das Wissen um die theoretischen Möglichkeiten und v. a. die Bewegungsgrenzen von Gelenken, Bändern und Muskeln ist eine wichtige Voraussetzung zur Vermeidung bleibender Schäden. Als zweites Element kommen die spezifischen Reaktionen biologischer Gewebe auf Belastungen hinzu, welche man grob in Trainings- und Dehnungsreize (aktive und passive Belastungen) unterteilen kann. Diese Reaktionen bestimmen schließlich den Trainingsumfang und -erfolg.

Der Bewegungsapparat besteht im wesentlichen aus folgenden Elementen:

Die Knochen bilden das stabile Gerüst des Körpers, welches eine aufrechte Haltung ermöglicht. Sie übertragen Zug-, Druck- und Biegekräfte. Ihre Festigkeit hängt neben der Ernährung wesentlich von der regelmäßigen Belastung ab. Die Stabilität erreicht mit ca. 20 Jahren einen Höhepunkt und nimmt dann mit steigendem Lebensalter kontinuierlich ab. Besonders bei Frauen kommt es nach den Wechseljahren als Folge der abfallenden Hormonspiegel zu einer deutlichen Entkalkung. Es hat sich gezeigt, daß die Abnahme des Kalkgehaltes zwar nicht umkehrbar ist, jedoch durch regelmäßige Bewegung verlangsamt werden kann. Vor allem in jungen Jahren ist eine sportliche Betätigung wichtig, um für das spätere Leben eine günstige Ausgangsposition zu haben.

Die Gelenke sind die beweglichen Anteile des Skeletts und die Kontaktstellen der Knochen. Die Gelenkflächen sind mit einer Knorpelschicht überzogen, deren Gleitvermögen durch einen Schmierfilm (Gelenkflüssigkeit) erhöht wird. Der Knorpel wird nicht durchblutet, sondern über die Gelenkflüssigkeit passiv durch Diffusion ernährt. Besonders wichtig ist eine regelmäßige Durchbewegung des Gelenkes, da es durch einen Pumpmechanismus zu einer besseren Verteilung der Nährstoffe kommt. Aufgrund der fehlenden Durchblutung ist die Heilungstendenz des Knorpels bei Verletzung oder Abnutzung begrenzt.

Gelenkkapseln und Bänder sind die Elemente, die den passiven Zusammenhalt der Gelenkflächen und der beteiligten Knochen bewirken. Sie bestehen aus straffem Bindegewebe, dessen Fasern so ausgerichtet sind, daß sie in die Richtung der jeweils größten Belastung zeigen. Häufig ist eine Kapsel

durch mehrere strahlenförmig angeordnete Bänder verstärkt, die jeweils bei unterschiedlichen Gelenk-
stellungen angespannt sind. Eine häufige Bandverletzung ist der **Außenbandriß des Sprunggelenks**
beim „Übertreten" eines Fußes. Im Rahmen der inneren Wundheilung kommt es zur Vernarbung des
verletzten Bereichs. Das Narbengewebe besitzt Ähnlichkeit mit dem Gewebe des ursprünglichen
Bandes, allerdings sind die Bindegewebsfasern hier regellos angeordnet und haben i. a. nicht dieselbe
Festigkeit wie zuvor. Durch eine vorsichtige Bewegung des Gelenkes in der späteren Heilungsphase
kann eine teilweise Ausrichtung der Fasern bewirkt werden. Obwohl nach 6 Wochen eine brauchbare
Stabilität für Alltagsbelastungen besteht, kann mit dem Abschluß der Vernarbung erst nach 3 Monaten
gerechnet werden.

Die Sehnen sind die Bindeglieder zwischen Muskeln und Knochen. Sie bestehen, ähnlich den Bändern,
aus parallel ausgerichteten Bindegewebsfasern. Auf sie konzentriert sich die gesamte Zugkraft der
zugehörigen Muskeln. Eine wesentliche Aufgabe besteht darin, die Muskelkraft an Stellen zu übertragen, an denen für den Muskel selbst kein Platz ist. So befinden sich die Hauptmuskeln zur Bewegung
der Finger nicht etwa in der Hand, sondern am Unterarm. Von dort aus wirken sie jedoch durch mehrere
lange und dünne Sehnen bis in die Fingerspitzen. Das Sehnengewebe wird als Folge seiner Straffheit
nur gering durchblutet und ist bei chronischen Reizungen und Überlastungen verletzungsanfällig.
Typische Verletzungsmuster sind z. B. der Riß einer Bizepssehne bei Turnern oder ein Achillesseh-
nenriß bei Leichtathleten.

Das Bindegewebe von Kapseln, Bändern und Sehnen paßt sich in begrenztem Maße den äußeren
Anforderungen an. Ein in Gips ruhiggestelltes Gelenk verliert rasch einen großen Teil seines Bewegungsumfangs, der dann erst wieder durch langes und mühsames Üben erreicht werden kann. Für
Sehnen gilt die Faustregel: eine nur geringe Belastung führt zur Verkürzung, eine mittlere Belastung
führt zur Kräftigung, eine hohe Belastung bewirkt eine Verlängerung und eine regelmäßige Überlastung
führt durch die Entzündungsreaktion zu einer Schwachstelle, an der die Sehne reißen kann.

Die Muskeln sind die einzigen Elemente, die zu einer aktiven Kraftentwicklung fähig sind. Sie sind
die Ursache, daß wir uns gegen den Zug der Schwerkraft aufrecht halten und uns willentlich bewegen
können. Ein Muskel besteht aus zahlreichen, parallel angeordneten Zellen (= Muskelfasern), die ihn
in voller Länge durchziehen. Obwohl diese Zellen nur einen Durchmesser von 1/10 bis 1/100 mm
haben, können sie also eine Länge von bis zu 30 cm erreichen. Eine ähnliche Ausdehnung haben nur
die dünnen Fortsätze der Nervenzellen. Die Einzelzellen, Bündel aus mehreren Fasern und schließlich
der gesamte Muskel sind von Bindegewebsnetzen umsponnen, die untereinander in Verbindung stehen
und am Ende in die Sehne auslaufen. Diese wiederum strahlt flächig in den Knochen ein und ist dort
fest verankert. Besonders die Übergänge von Muskel zu Sehne und von Sehne zu Knochen sind anfällig
für Reizungen, da es hier zu einer Konzentration der Kräfte kommt.

Der Muskel mit den ihn umgebenden Bindegewebsfasern hat eine gewisse *Grundspannung*, die ihn in
eine Ruhelage bringt. Aus dieser heraus kann er sich nun aktiv verkürzen oder passiv gedehnt werden.
Da eine aktive Streckung nicht möglich ist, bedeutet dies, daß für jede Bewegungsebene eines Gelenkes
mindestens zwei Muskeln notwendig sind, um das Gelenk wieder in die Ausgangslage zurückzubringen.
Daraus folgt, daß man bei der Kräftigung eines Muskels immer auch seinen Gegenspieler bedenken
muß. Das selektive Training einer einzigen Bewegung führt zu einem Ungleichgewicht der Kräfte am
Gelenk und zu Überlastungsbeschwerden.

Eine weitere Eigenschaft des Muskels ist, daß er sich in relativ weitem Umfang an äußere Anforderungen
anpassen kann. Bei regelmäßigem Training kann die Dicke der Fasern und in begrenztem Umfang

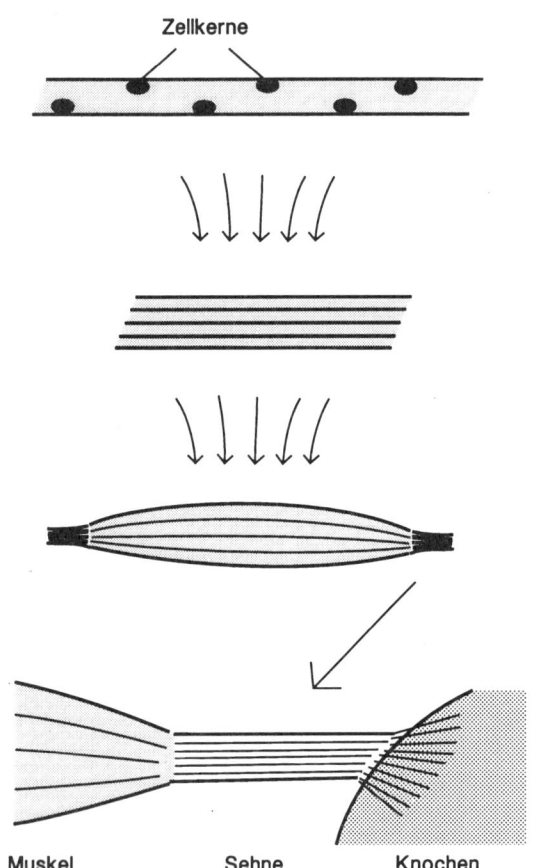

Zellkerne

Muskelfaser (= Muskelzelle)

Durchmesser: 0,01 - 0,1 mm
Länge: bis ca. 30 cm

Faserbündel

besteht aus mehreren parallel
verlaufenden Zellen, die von
Bindegewebe umgeben sind.

Muskel

wird ebenfalls von Bindegewebe
umsponnen und läuft am Ende
in eine Sehne aus.

Sehne

überträgt die Muskelkräfte
und ist fest im Knochen
verankert.

Muskel   Sehne   Knochen

Abb. 2.1: Schematischer Aufbau eines Muskels

auch ihre Anzahl zunehmen. Dies führt zu einer Zunahme der **Muskelquerschnittsfläche**, welche einen wichtigen Faktor für die *Muskelkraft* darstellt. Andererseits kann ein Muskel jedoch auch an **Länge** zunehmen, wenn er regelmäßig und anhaltend gedehnt wird. Dies ist wiederum der wichtigste Faktor für den *Bewegungsumfang*.

Da kräftige Muskeln eine große Ruhespannung besitzen, neigen sie dazu, sich im Laufe der Zeit zu verkürzen. Daraus folgt zwingend, daß auf eine Kräftigungsphase immer auch eine Dehnungsphase folgen muß, um dieser Tendenz entgegenzuwirken. Zudem übt ein gut gedehnter Muskel eine geringere Ruhekraft auf Sehnen und Gelenke aus und ist besser in der Lage, plötzliche Belastungsspitzen (z. B. Richtungswechsel, Sprünge, max. Ausholbewegung bei Wurfsportarten) abzufedern. Dies ist eine Voraussetzung, um Reizungen der Sehnen oder muskulären Verletzungen vorzubeugen. Das bedeutet, daß eine gezielte Dehnung *vor und nach* der maximalen Belastung erfolgen muß. Ein gutes Training zeigt sich also u. a. daran, daß es die beiden wesentlichen Qualitäten des Muskels (Kraft und Bewegungsumfang) in ein vernünftiges Verhältnis bringt, wobei dieses jedoch je nach den Erfordernissen der Sportart unterschiedlich sein kann.

Eine zusätzliche Eigenschaft der Muskeln hängt von der Art der Muskelfasern ab, von denen es zwei Typen gibt:

Tonische Muskelfasern (Typ I)	Phasische Muskelfasern (Typ II)
Langsamere Kontraktion	*Schnelle Kontraktion*
Geringere Kraft	*Große Kraft*
V. a. aerober Stoffwechsel	V. a. anaerober Stoffwechsel
Lange Leistungsfähigkeit	Schnelle Ermüdung

Das Verhältnis dieser beiden Faserarten zueinander ist für das Talent für bestimmte Sportarten entscheidend. Während man früher davon ausging, daß sich durch ein entsprechendes Training eine Umwandlung der Fasertypen entsprechend den äußeren Erfordernissen erreichen läßt, zeigt sich nun zunehmend, daß dies nur in bestimmtem Umfang möglich ist. Dem maximal erzielbaren Trainingserfolg sind genetische Grenzen gesetzt. Die bei Sportlern festgestellten deutlichen Unterschiede des Muskelaufbaus (z. B. Sprinter <—> Langstreckenläufer) sind vermutlich eher der Effekt einer positiven Selektion als eine Trainingsfolge. V. a. bei den Eigenschaften der phasischen Muskulatur (maximale Kraft und Kontraktionsgeschwindigkeit über einen kurzen Zeitraum) stößt man auf Grenzen. Es gilt daher der Spruch: Einen Marathonläufer kann man machen, aber zum Sprinter muß man geboren sein.

Wirbelsäule und Rumpfmuskulatur

Zu den am häufigsten geäußerten Beschwerden des Bewegungsapparates gehören Rückenschmerzen, die in jedem Alter beobachtet werden. Hierfür kann es unterschiedliche Ursachen geben. Neben rheumatischen Erkrankungen und echten Bandscheibenschäden ist jedoch oft eine Fehlhaltung schmerzauslösend oder -verschlimmernd. Die Gründe liegen darin, daß die Muskulatur zu schwach ist, um die Wirbelsäule ausreichend zu stützen, daß ein Muskelungleichgewicht vorliegt oder daß Bewegungen gemacht werden, die die Wirbelsäule unnötig belasten.

1. Haltung

Man kann sich rein mechanisch vorstellen, daß Oberkörper, Beine und das dazwischen gelagerte Becken Teile eines dreigliedrigen Stabes sind. Diese festen Glieder werden nun durch Zwischengelenke verbunden, nämlich die gut bewegliche Lendenwirbelsäule (LWS) und die Hüftgelenke. Auf der Rumpfvorderseite wird das obere Gelenk (LWS) von der Bauchmuskulatur überspannt und gehalten, das untere Gelenk (Hüfte) vom Hüftbeugemuskel. Wenn diese beiden Muskelgruppen im Gleichgewicht stehen, dann ist eine aufrechte Haltung möglich, die die Last des Körpers gleichmäßig auf die Beine überträgt. Die Beobachtung zeigt jedoch, daß meist die Bauchmuskeln zu schwach ausgebildet sind und der Hüftbeuger verkürzt ist. Die Folge davon ist eine Beckenkippung nach vorn mit vermehrter Belastung der Lendenwirbel. Besteht dazu noch eine ungenügende Rückenmuskulatur, so erhält man die Situation eines Rundrückens mit Hohlkreuz, was für die meisten Beschwerden in diesem Bereich maßgeblich ist.

Die erstrebenswerte aufrechte Haltung entsteht, wenn man Kinn und Schultern etwas zurücknimmt und Bauch- und Gesäßmuskeln anspannt, um so das Becken aufzurichten (d. h. etwas nach hinten zu kippen). Hieraus ergeben sich logisch die Trainingsempfehlungen für die Rumpfmuskulatur: Kräfti-

gung der Rückenstrecker und Bauchmuskeln, Dehnung des Hüftbeugers (s. a. Kap. 7.2 „Wirbelsäu-
lengymnastik").

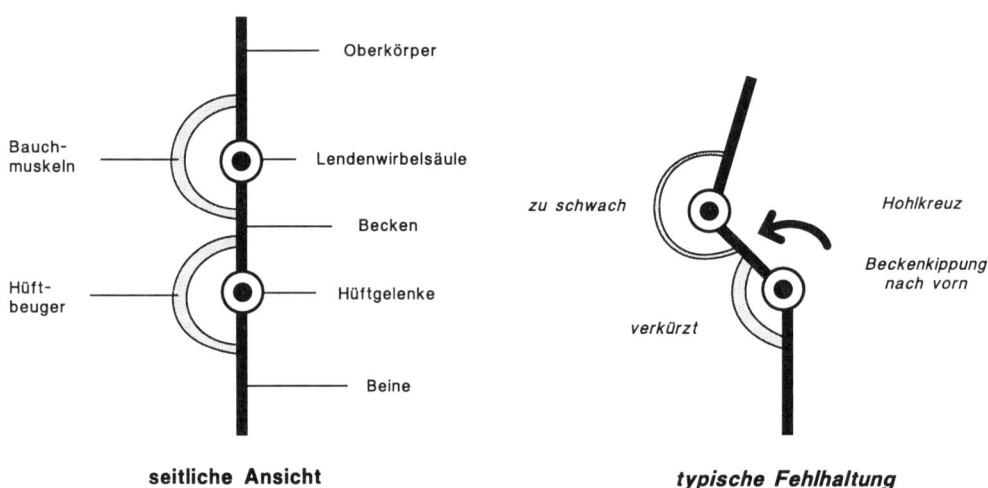

Abb. 2.2: Schema des Zusammenspiels von Lendenwirbelsäule und Becken

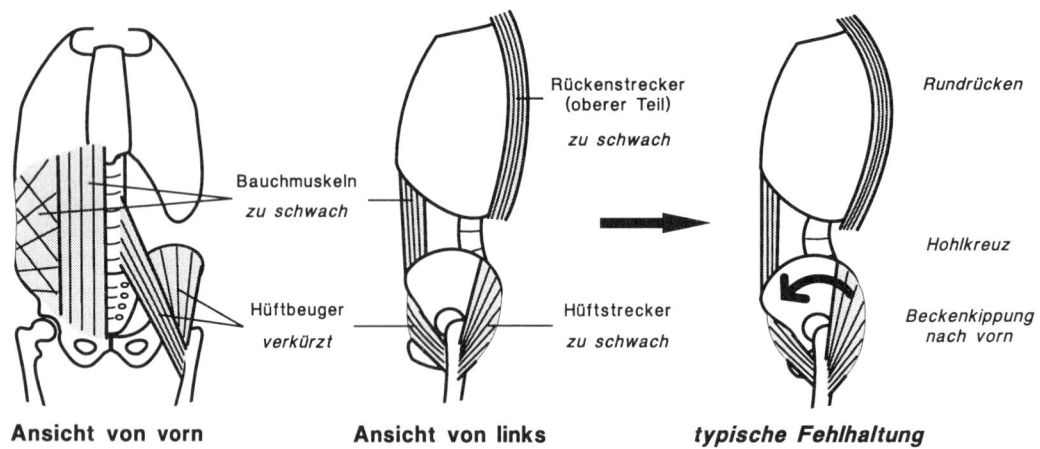

Abb. 2.3: Stabilisierung des Beckens durch die Rumpf- und Beinmuskulatur

V. a. beim Bauchmuskeltraining ist jedoch Aufmerksamkeit angebracht, da eine falsche Ausführung
den Erfolg ins Gegenteil verkehren kann. Eine typische Übung sind die sog. **Sit-ups** (Bauchaufzüge).
Wenn man diese in der früher üblichen Weise ausführt (also Beine gestreckt und von einem Partner
festgehalten, Hände in den Nacken und dann mit Schwung hoch), so führen nur die ersten 30° zu einer
Krümmung in der LWS (und damit zu einem Training der Bauchmuskeln), während der Rest durch
Kippung des Beckens im viel beweglicheren Hüftgelenk erreicht wird. Diese Übung erzielt also eine
weitere Kräftigung des Hüftbeugers und verstärkt schließlich das muskuläre Ungleichgewicht
(Abb. 2.4).

Bei richtiger Ausführung muß der Hüftbeugemuskel bewußt entspannt werden. Dazu werden die Beine angezogen (ohne daß jemand sie festhält), besser noch auf einen kleinen Kasten gelegt oder die Unterschenkel waagerecht in der Luft gehalten. Wenn man nun mit dem Oberkörper langsam (!) hochkommt, indem die gestreckten Arme in Richtung auf die gegenüberliegende Wand geschoben werden, so ist nur noch ein Bruchteil des vorigen Bewegungsumfangs möglich. Diese sog. **Crunches** führen jedoch zu einer maximalen Anspannung der Bauchmuskeln und beweisen, daß man zuvor einem Selbstbetrug aufgesessen ist. Alternativ können auch hier die Hände im Nacken liegen, der Kopf darf aber nicht mit Schwung nach vorn gezogen werden. Weiterhin sollen beim Training der Rumpfstabilisation die schrägen Bauchmuskeln (die die Verdrehung des Oberkörpers zum Unterkörper bewirken) und die seitlichen Rumpfmuskeln nicht vergessen werden (weitere Übungen im Gymnastikteil Kap. 5.6).

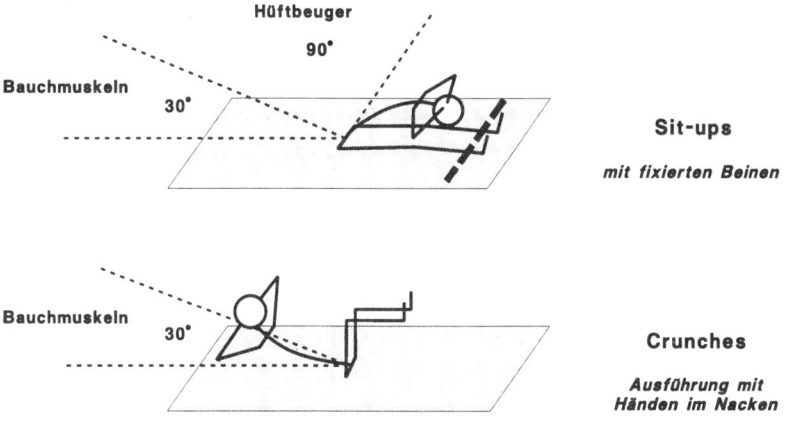

Abb. 2.4: Ungünstige und günstige Form des Bauchmuskeltrainings

2. Verhalten

Ein rückengerechtes Verhalten heißt, daß nur in einer aufrechten Haltung Belastungen auf die Wirbelsäule gebracht werden. Das bedeutet praktisch:

* *Lasten* (Pakete, Bierkisten ...) nicht aus dem „Kreuz" heben, sondern mit geradem Rücken in die Knie gehen (das erfordert allerdings eine genügend kräftige Beinmuskulatur!);

* Lasten gleichmäßig verteilen (z. B. in jede Hand eine Tasche);

* Lasten dicht am Körper halten, am besten im Rucksack (mit Beckengurt);

* bei *gymnastischen Übungen* unbedingt eine Hohlkreuzhaltung vermeiden und die Wirbelsäule nicht in gebeugter Stellung noch besonders verdrehen oder belasten.

Beinmuskulatur

Die Beine besitzen drei wesentliche Gelenke: Sprung-, Knie- und Hüftgelenk. Die dazugehörigen Streck- und Beugemuskeln befinden sich an Unterschenkel, Oberschenkel sowie am Gesäß und unter der Leiste. Hinzu kommen auf der Oberschenkelinnenseite Muskeln für das Heranführen des Beines (*Ad*duktoren) und am seitlichen Gesäß zur Abspreizung des Beines (*Ab*duktoren). Die meisten muskulären Probleme am Bein bereitet das Hüftgelenk. Ü   ̲ie Schwierigkeiten des oft verkürzten Hüftbeugers wurde schon gesprochen. Auch Minderbeweglichkeiten der Adduktoren und Abduktoren sind für bestimmte Sportarten (z. B. Fußball) geradezu typisch.

Daneben gibt es jedoch am Bein noch ein interessantes Phänomen, nämlich *zweigelenkige Muskeln*. Wie der Name schon sagt, überziehen diese zwei Gelenke gleichzeitig und können je nach Stellung des einen bei der Bewegung des jeweils anderen Gelenkes mitwirken (s. Abb. 2.5). Das Problem ist nun, daß diese Muskeln bei kombinierten (gleichzeitigen) Bewegungen beider Gelenke sehr schnell an ihre Dehnungsgrenze kommen. So ist eine vollständige Beugung oder Streckung im Knie- oder Hüftgelenk allein bei gesunden Verhältnissen nicht schwierig, aber nur wenige schaffen es, das Knie gegen die Brust zu ziehen und *dann* den Unterschenkel zu strecken. Meist ist bei gestrecktem Knie eine Hüftbeugung von höchstens noch 90° (also bis in die Waagerechte) möglich, oft weniger. Ähnliche Probleme ergeben sich für den zweigelenkigen Anteil der Kniestrecker. Dieser sollte auch bei überstreckter Hüfte noch ein Heranführen der Ferse an das Gesäß erlauben. Da das meist nicht möglich ist, kommt es bei Sprints (100-m-Lauf, Weitsprung) leicht zu Zerrungen.

Die sorgfältige Dehnung dieser Muskelgruppen in jedem Training bedarf besonderer Aufmerksamkeit. V. a. ist darauf zu achten, daß die Dehnungsübungen nicht mit gebeugtem Rücken oder aus einer Hohlkreuzhaltung heraus gemacht werden. Der enge funktionelle Zusammenhang von Hüfte und LWS wurde oben ausgeführt. Eine Minderbeweglichkeit des Hüftgelenkes führt automatisch zu vermehrten Ausgleichsbewegungen in der Wirbelsäule, die sich schließlich in Rückenschmerzen äußern können.

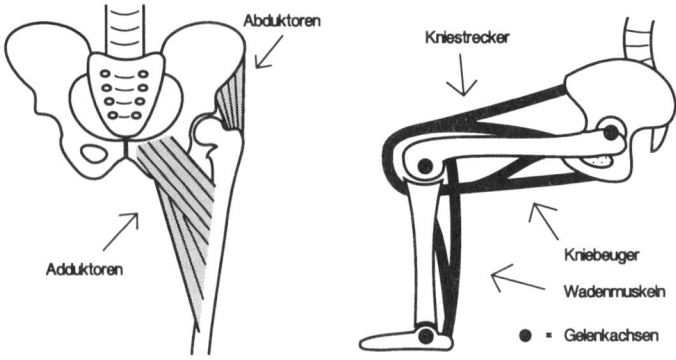

Abb. 2.5: Schema der ein- und zweigelenkigen Muskeln am Bein

Arm und Schulterpartie

Das Schultergelenk ist eines der beweglichsten Gelenke des menschlichen Körpers, da die eigentliche Kontaktfläche zwischen Schulterblatt und Oberarm sehr klein ist und dieser im wesentlichen muskulär an Ort und Stelle gehalten wird. Bei ungenügender Muskelführung besteht hier die Gefahr einer Schulterverrenkung, was den Stellenwert eines Trainings dieses Bereiches zeigt. Die wichtigsten Muskeln sind dabei der *große Brustmuskel* und sein Gegenspieler, der *breite Rückenmuskel*, die den Arm mit Kraft nach vorne, nach hinten und (gemeinsam) nach unten ziehen.

Daneben gibt es eine Reihe von Muskeln, die nicht direkt am Arm, sondern am Schulterblatt ansetzen. Hierzu muß man wissen, daß das Schulterblatt zwar über das Schlüsselbein gelenkig mit dem Rumpf verbunden ist, am Rücken jedoch dem Brustkorb nur locker aufliegt und durch Muskelschlingen nach fast allen Richtungen gezogen, gedreht und gekippt werden kann.

Der große Bewegungsumfang des Oberarmes ist nur dadurch möglich, daß es sich dabei fast immer um Kombinationsbewegungen von Schultergelenk und Schulterblatt handelt. Das stellt nun aber wiederum besondere Anforderungen an die Elastizität der beteiligten Muskeln, und nur durch ein gezieltes Dehnungsprogramm kann die volle Bewegungsfreiheit erreicht und erhalten werden. Dies ist v. a. bei Wurfsportarten (z. B. Ballspiele, Speerwerfen, Kugelstoßen) und beim Schwimmen von entscheidender Bedeutung.

In der Zeichnung sind noch zwei weitere Muskeln dargestellt, die besonders zur Verkürzung neigen. Der *Trapezmuskel* ist der einzige, der verhindert, daß Schulterblatt und Arm beim Heben von Lasten einfach herabfallen. Er überträgt die gesamte Haltekraft des Armes auf die Brustwirbelsäule und ist beim längeren Tragen von Taschen, Koffern o. ä. besonders beansprucht. Verkürzungen dieser Muskeln führen zu Nacken- und Kopfschmerzen. Der *Rautenmuskel* zieht das Schulterblatt nach hinten und trägt zu einer aufrechten Haltung bei. Da er nur durch besondere Übungen erreicht wird, ist er häufig verschmächtigt. Seine Beanspruchung äußert sich dann in Rückenschmerzen neben dem Schulterblatt.

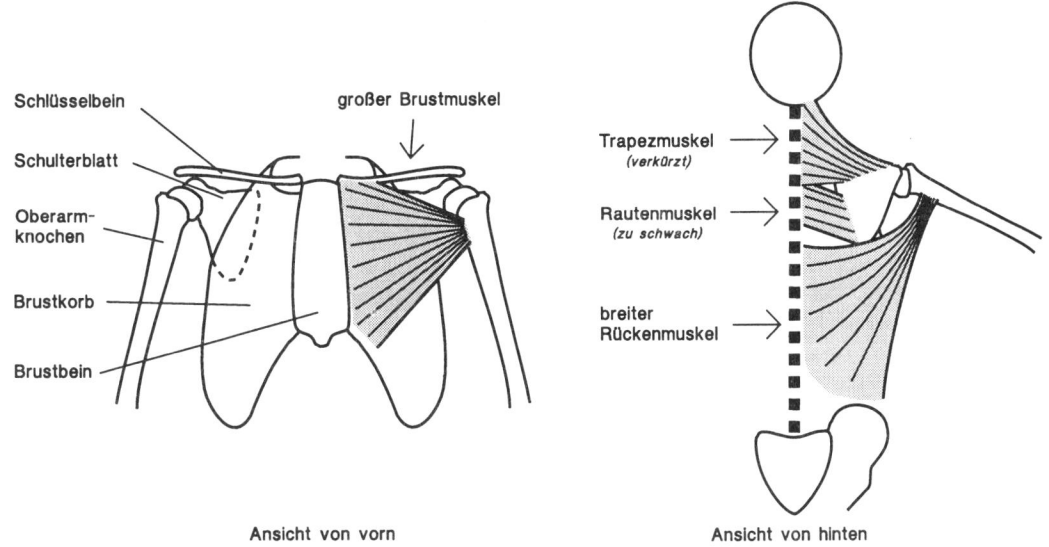

Abb. 2.6: Schultermuskulatur

2.2   Muskelstoffwechsel

Der Organismus als Ganzes

Die einfachsten Lebewesen unseres Planeten sind die Einzeller. Ihr Organismus besteht im wesentlichen aus einem von einer Membran umgebenen Flüssigkeitsraum, in dem die zum Leben erforderlichen Enzyme gelöst sind. Diese Einzeller besitzen die Fähigkeiten für alle Lebensfunktionen, sei es nun Nahrungsaufnahme, Verdauung, Ausscheidung, Bewegung, Teilung, Austausch von Erbinformationen usw. Jede Zelle ist autark und für sich lebensfähig.

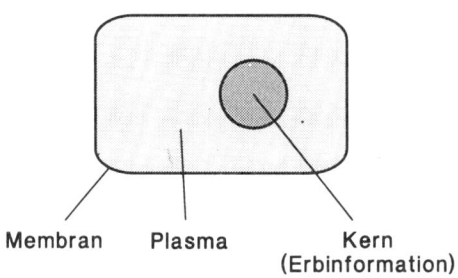

Membran   Plasma   Kern
                                                (Erbinformation)

Abb. 2.7: Schematischer Aufbau einer Zelle

Höhere Organismen bestehen dagegen aus einer Vielzahl von Zellen, deren Merkmal es ist, daß sich die meisten von ihnen stark spezialisiert haben. Dies wurde nötig, da infolge der gestiegenen Anforderungen die einzelnen Zellen einfach nicht mehr genügend Platz haben, um alle Enzyme für alle Leistungen des Körpers bereitzuhalten. Die so entstandene Aufgabenteilung führt zu unglaublichen Ergebnissen. Wenn man sich z. B. eine chemische Fabrik ansieht, so arbeitet diese natürlich in Größenordnungen von Millionen Tonnen; was jedoch die Zahl der unterschiedlichen Reaktionen angeht, die dort stattfinden, wird sie von einem Organ wie der Leber sicher leicht übertroffen (die Leber ist daher viel zu schade, um ihre Hauptaufgabe nur in der Entgiftung von Alkohol zu sehen!).

Ein zweites Beispiel sind die Errungenschaften der modernen Elektronik. Natürlich sind unsere Computer heute in der Lage, in kurzen Zeiten unübersehbare Datenmengen zu verarbeiten, aber mit Funktionen, die für das menschliche Gehirn selbstverständlich sind (z. B. Erkennung von Sprache und Schriften) tun sie sich noch sehr schwer, und das Gebiet der sog. künstlichen Intelligenz steckt immer noch in den Kinderschuhen. Was hier die Natur auf kleinstem Raum und in milliardenfacher Ausfertigung an Leistungsvermögen geschaffen hat, ist bisher technisch unerreicht (allerdings muß man zugestehen, daß die Versuchsreihen der Natur auch schon 1 Milliarde Jahre laufen und daß sich die Fabrikhalle der Natur über die Fläche eines ganzen Planeten erstreckt).

Der Organismus zahlt für seine Fähigkeiten jedoch einen besonderen Preis: Das Wohlergehen einer jeden Zelle hängt von der Funktionsfähigkeit aller anderen Zellen ab. Keines dieser hochspezialisierten Organe ist allein lebensfähig. Der Ausfall jedes wichtigen Organs führt zum Tod des Menschen, sei es nun Gehirn, Herz, Leber, Niere, Darm oder Blut. Auch die gestörte Funktion von nicht unbedingt lebenswichtigen Organen (z. B. Augen, Ohren, Gliedmaßen) hätte in der freien Natur vermutlich den baldigen Tod zur Folge. So ist es leicht zu verstehen, daß für die Erzielung von sportlichen Leistungen nicht nur der Zustand der Muskulatur, sondern noch viele weitere Funktionen verantwortlich sind.

Wenn man die Organe des Menschen mit den Teilen eines Autos vergleicht, dann erkennt man schnell ihr Zusammenspiel. Die Muskulatur entspricht hierbei dem Motor. Dieser benötigt zur Krafterzeugung Treibstoff, den der Körper in Form von Kohlenhydraten und Fetten in seinen Tank (Darm) aufnimmt. Von dort werden die Nährstoffe von einer Pumpe (Herz) durch Leitungen (Gefäße) an den Ort des Geschehens transportiert. In einem Vergaser (Blut) findet zuvor die Zumischung von Sauerstoff statt, der durch eine Ansaugung (Lunge) in den Körper gebracht wird. Nach der Verbrennung der Nährstoffe im Muskel (was chemisch dieselbe Reaktion ist wie die Verbrennung von Benzin) entstehen im wesentlichen Kohlendioxid (CO_2) und Wasser (H_2O) sowie einige Abbauprodukte (Verschleiß des

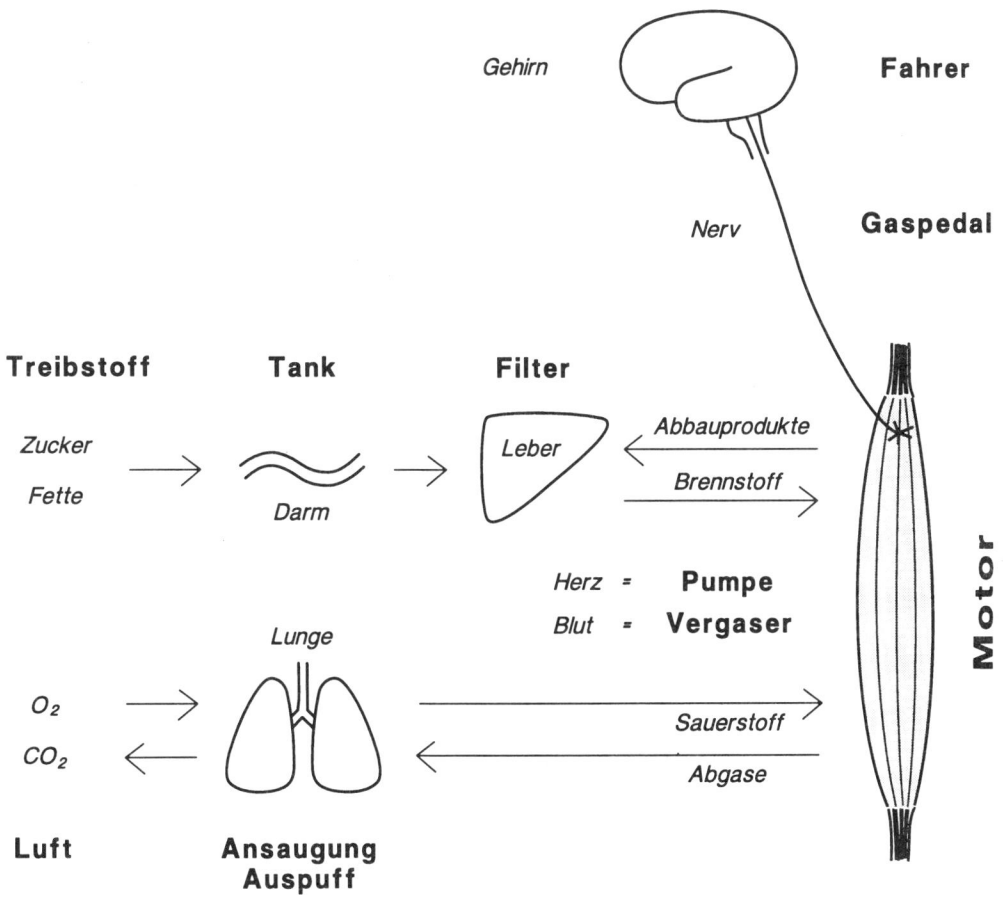

Abb. 2.8: Der Organismus als Motor.

Motors und Ruß), die über Leber und Niere ausgeschieden werden. Die „Abgase" (CO_2) werden über einen Auspuff (Lunge) an die umgebende Luft abgegeben. Ein Fahrer (Gehirn) steuert die Kraftfreisetzung der Muskeln, wobei er über Bowdenzüge und eine elektrische Anlage (Nerven) Gas geben und bremsen kann.

Besondere Beachtung verdient in diesem System die Lunge. Im Gegensatz zum Auto arbeitet sie nicht wie ein Ventilator, sondern wie ein Blasebalg und hat dabei eine Doppelfunktion zu erfüllen, nämlich die Aufnahme von Sauerstoff und die Abgabe von CO_2. Dies führt zu einer natürlichen Begrenzung ihrer Leistungsfähigkeit.

ATP

Die „Energiewährung" der Zelle ist das Adenosin-tri-phosphat (ATP). Adenosin ist ein kleines Molekül, das im Körper für die unterschiedlichsten Aufgaben benutzt wird. In diesem Fall ist es mit einer Kette von 3 Phosphorsäureresten verbunden (daher der Name). Da die Phosphorsäuren sich gegenseitig abstoßen und die Tendenz haben, sich voneinander zu trennen, enthält diese Verbindung chemische Energie, die vom Körper zur Erzwingung anderer chemischer Reaktionen verwendet wird. Fast alle wesentlichen biochemischen Vorgänge im Menschen beziehen ihre Energie direkt oder indirekt aus der Spaltung von ATP, so auch die Muskelkontraktion. Hierbei entstehen Adenosin-di-phosphat (ADP) und Adenosin-mono-phosphat (AMP), die dann bei der Oxidation der Nahrung wieder zu ATP regeneriert werden.

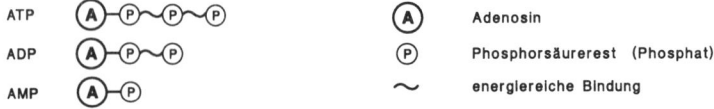

Energieabgabe an eine Vielzahl anderer chemischer Reaktionen

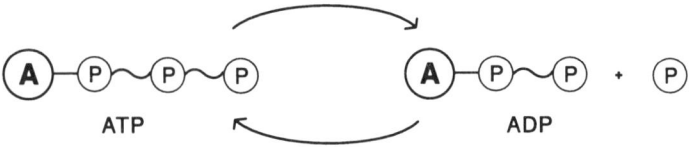

Energiezufuhr durch Oxidation von Nährstoffen (Kohlenhydrate, Fette)

Abb. 2.9: Bildung und Spaltung von ATP

Wenn die Energieerzeugung im Muskel den momentanen Bedarf übersteigt (d. h. wenn das ATP-Angebot groß ist), dann gibt es die Möglichkeit, einen Teil der Energie zwischenzuspeichern. Hierzu gibt das überschüssige ATP ein Phosphat an ein anderes Molekül (Creatin) ab, das den Energiegehalt der Bindung konserviert und dieses Phosphat bei Bedarf ohne Verluste sehr schnell wieder zurückgibt. Auf diese Weise kann in Sekundenbruchteilen die nötige Energie für plötzliche Leistungsspitzen geliefert werden.

Speicherung der Energie bei vermehrter ATP-Bildung (Muskel in Ruhe)
in Form von Creatinphosphat (CP)

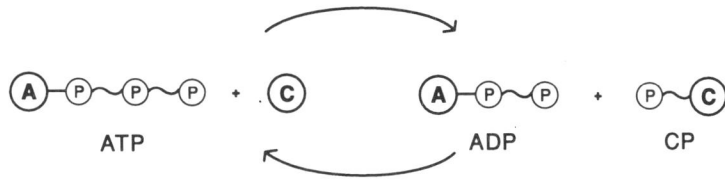

Schnelle ATP-Regeneration bei plötzlichem Energiebedarf (z.B. Sprint)

Abb. 2.10: Energiespeicherung bei ATP-Überschuß

Möglichkeiten der Energiegewinnung

Zur Erzeugung von ATP gibt es im wesentlichen 3 Stoffwechselwege:

- *Anaerobe Glykolyse:*   Die Spaltung von Zucker zu Milchsäure ohne Anwesenheit von Sauerstoff.

- *Aerober Glucoseabbau:*   Die chemische Verbrennung von Traubenzucker mittels Sauerstoff.

- *Fettverbrennung:*   Die chemische Verbrennung von Fetten mittels Sauerstoff.

Die wichtigsten Schritte des Zuckerabbaus beschreibt Abb. 2.11. In einer Folge von 10 Reaktionen kommt es zuerst zu einer Spaltung des Zuckermoleküls in zwei Milchsäuremoleküle (**Glykolyse**). Die vielen Zwischenreaktionen sind notwendig, damit die Energie (wegen der dies alles geschieht) nicht einfach als Wärme verpufft, sondern „eingefangen" wird. Der Gewinn ist die Bildung von 2 ATP pro Traubenzuckermolekül. Der überwiegende Anteil der Energie ist jedoch noch immer in der Milchsäure enthalten.

Bei Anwesenheit von O_2 kann es nun in einer Vielzahl weiterer Zwischenschritte zu einem vollständigen Abbau der entstandenen Milchsäure zu CO_2 und Wasser kommen, was chemisch einer Verbrennung entspricht (auch wenn hier keine offene Flamme entsteht). Da hierfür Sauerstoff (O_2) unbedingt

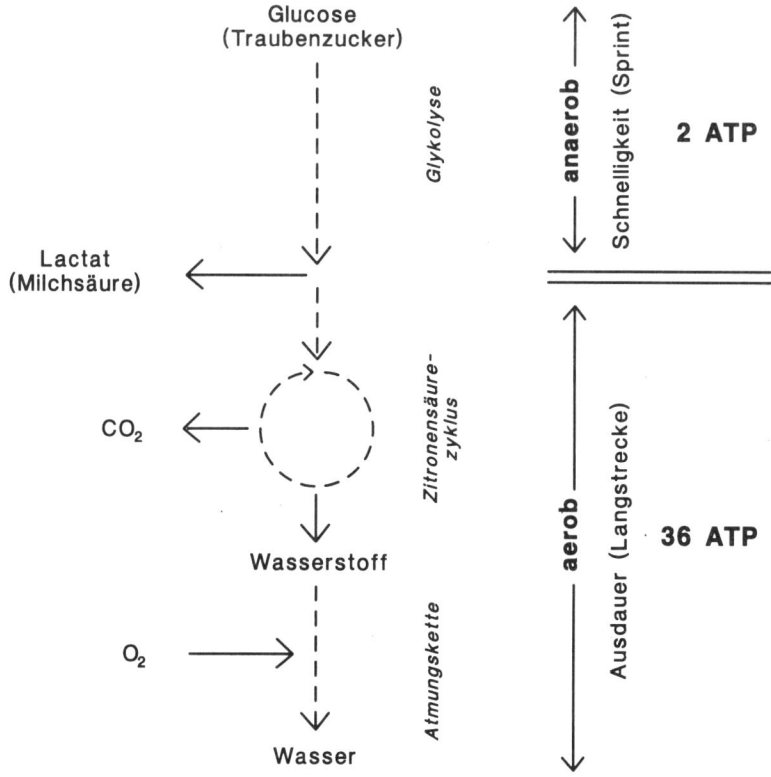

Abb. 2.11: Glykolyse und aerober Glucoseabbau

erforderlich ist, spricht man vom **aeroben Glucoseabbau**. Er liefert dem Körper weitere 36 ATPs. Die Höhe des diesmaligen ATP-Gewinns zeigt die Bedeutung dieses Abbauschrittes.

Die *anaerobe Glykolyse* hat folgende *Vorteile*:

- Da hier nur ein kleiner Teil des gesamten Abbauweges beschritten wird, geschieht die Reaktionsfolge relativ schnell, was zu einer raschen Energiebereitstellung führt.

- Da kein Sauerstoff erforderlich ist, arbeitet der Muskel selbständig und unabhängig.

Dem stehen jedoch auch *Nachteile* gegenüber:

- Der Zuckerabbau ist wenig effektiv. Allerdings geht die Energie nicht verloren, da die Milchsäure in der Leber weiter verarbeitet werden kann.

- Die Ansäuerung des Blutes stört die weitere Muskelfunktion. Nach einiger Zeit kommen die Stoffwechselprozesse der Muskeln zum Erliegen, bis die angefallene Milchsäure wieder abgebaut oder gebunden worden ist. Ausdauerleistungen sind nur über eine aerobe Energieproduktion möglich.

Aufgrund der unterschiedlichen Eigenschaften der beiden beschriebenen Stoffwechselwege werden diese bei bestimmten Sportarten bevorzugt beschritten. Das erklärt auch, warum man einzelne Muskelfunktionen gezielt trainieren kann, da dann die entsprechenden Enzymsysteme in vermehrter Konzentration vorliegen. Beispiele sind:

anaerob: Kurzstreckenlauf, Weitsprung, Hochsprung
                Wurfdisziplinen (Speerwerfen, Hammerwerfen, Kugelstoßen), Tennis

aerob: Langstreckenlauf, Fahrradfahren, Rudern

Eine weitere Möglichkeit der Energieerzeugung ist die **Fettverbrennung**. Fette sind im wesentlichen lange Kohlenstoffketten, die vom Körper unter Sauerstoffzufuhr in viele kleine Stücke zerlegt werden. Der weitere Abbau erfolgt dann genau wie bei den Kohlenhydraten (Zuckern). Aus einer Fettsäure mit 16 C-Atomen gewinnt man 129 ATP (Anmerkung: Atomgewicht einer Fettsäure C_{16} = 256, von Glucose = 180).

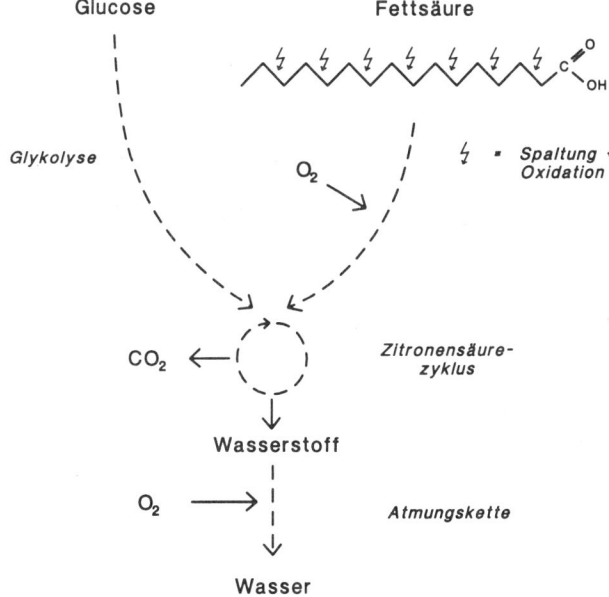

Abb. 2.12: Fettverbrennung

Fette haben die Eigenschaft, daß sie viel Energie auf kleinem Raum speichern, benötigen jedoch zu deren Mobilisation auch viel Sauerstoff. Fette haben also keinen anaeroben Stoffwechsel. Der Brennwert von Zucker und Fetten beträgt im Vergleich:

Zucker: 4 kcal/g

Fett: 9 kcal/g

(Es sei angemerkt, daß Alkohol mit 7 kcal/g dazwischen liegt und daher ein recht guter Energielieferant ist. Dies bestätigt die Alltagserfahrung, daß man durch reichliches Biertrinken ebenfalls ordentlich an Gewicht zunimmt.)

Die wichtigsten Energiespeicher im Überblick:

ATP: „Energiewährung" der Zelle; seine Menge reicht für 3 kurze Muskelanspan-
                        nungen.
                        Energievorrat des Körpers: ca. 1,5 kcal

Creatinphosphat: „Akutspeicher"; es dient der schnellen ATP-Regeneration für die Dauer von
                        einigen Sekunden bei plötzlichem Energiebedarf. CP ist deshalb so wichtig,
                        weil die Energieerzeugung mittels Glykolyse (= 10 Reaktionen) einige Zeit
                        benötigt.
                        Energievorrat des Körpers: ca. 3,5 kcal.

Glykogen (Stärke):   Speicherform von Glucose (Traubenzucker) im Körper; es ermöglicht die
                        Energieerzeugung durch anaerobe Glykolyse und aeroben Glucoseabbau.
                        Muskel: enthält Glykogen für den eigenen Bedarf;
                        Leber: hält den Blutzuckerspiegel aufrecht und liefert Glucose an alle
                                   Organe, die sie benötigen (Gehirn, rote Blutkörperchen, Muskula-
                                   tur bei Belastung).
                        Vorrat des Körpers: ca. 500 g (= 2 000 kcal).

Fett: Speicherung in großen Mengen, enthält viel Energie, benötigt zur Mobilisation
                        viel Sauerstoff.
                        Vorrat des Körpers: u. U. viele kg (> 50 000 kcal).

Energiebereitstellung

Die Energievorräte des Körpers unterliegen einer gewissen Hierarchie und werden in einer bestimmten Reihenfolge aktiviert, hier am Beispiel des Laufens:

Start:	ATP
die ersten Sekunden:	CP
bis ca. 45 Sekunden:	anaerobe Glykolyse
danach:	aerober Glucoseabbau
ab ca. 30 Minuten:	zusätzlich Fettverbrennung
nach Erschöpfung der Glykogenspeicher (beim Marathon bei ca. 32 km):	reine Fettverbrennung

Die ersten drei Punkte werden ohne Anwesenheit von Sauerstoff durchgeführt. Da die so gewonnene Energie jedoch später unter Sauerstoffzufuhr wieder ersetzt werden muß, spricht man hier von einer *Sauerstoffschuld.*

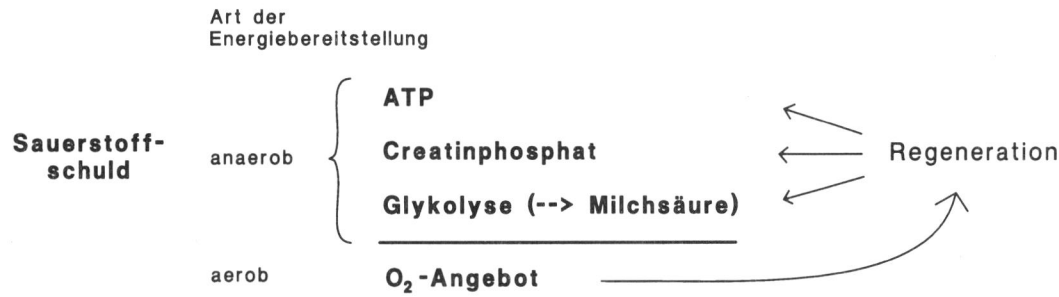

Abb. 2.13: Auf- und Abbau einer Sauerstoffschuld

Die Möglichkeit, kurzzeitig zusätzliche Energien aktivieren zu können, hat im Sport v. a. taktische Bedeutung:

Sprint:　　　　　　Ein Großteil der benötigten Kräfte wird anaerob erzeugt; die Abtragung der O_2-Schuld erfolgt erst hinter der Ziellinie.

Zwischenspurt:　　Er ermöglicht es, aus einem Feld auszubrechen; dies geht jedoch auf Kosten der allgemeinen Stoffwechsellage (Ansäuerung des Blutes). Wenn sich daraus kein deutlicher taktischer Vorteil erringen läßt, steht der Läufer nachher schlechter da als zuvor.

Endspurt:　　　　Mobilisation der letzten Reserven unter Eingehen einer O_2-Schuld, die wiederum erst nach dem Rennen abgetragen wird. Ein zu früher Beginn des Endspurts kann zum plötzlichen Einbruch kurz vor dem Ziel führen.

3 Grundsätze der funktionellen Gymnastik

3.1 Ziele

Gymnastik ist eine sportliche Bewegungsform, die unterschiedlichen Zwecken dienen kann. Es finden sich dabei folgende Zielvorstellungen:

- Vorbereitung des Körpers auf ein anschließendes Training,
- Schaffung eines leistungsfähigen Zustandes des Bewegungsapparates,
- allgemeines Fitneßtraining,
- Erhaltung von Ausdauer, Kraft und Beweglichkeit,
- Verhinderung von Verletzungen,
- *funktionelles Üben*, d. h. anatomisch und physiologisch richtig; wichtig ist neben dem grundlegenden Wissen über die funktionelle Anatomie die Haltungskorrektur während der Übung,
- spezielle Zielsetzungen, z. B. Gewichtsabnahme, Krankengymnastik o. ä.,
- Anregung der Hirnaktivität, Erhaltung der geistigen Beweglichkeit.

3.2 Struktur

Der sinnvolle Aufbau einer (Aufwärm-)Gymnastik könnte folgendermaßen aussehen:

- evtl. Beginn mit einer lockeren **Mobilisierung der Gelenke** (Kap. 4.2)
- immer ca. 5 Minuten **allgemeines Aufwärmen** (Kap. 4.3)
- evtl. **Koordinationsübungen** (Kap. 4.4)
- evtl. **Atemübungen** (Kap. 4.5)
- immer ca. 5 Minuten **Muskelkräftigung** (Kap. 5.1)
- immer ca. 5 Minuten **Muskeldehnung** (Stretching) (Kap. 5.2)
  oder ca. 10 Minuten **Kombination** von Kräftigungs- und Dehnungsübungen (5.3 - 5.6)
- evtl. (aber erst jetzt!) **Spiele** (Fangspiele o. ä.) (Kap. 6.1)
- **sportartspezifische Vorübungen** (Kap. 6.2)
- evtl. am Trainingsende **Abwärmen** (Kap. 7.4)

In den folgenden Kapiteln wird dieser Aufbau zunächst theoretisch erläutert und dann jeweils für die einzelnen Körper- und Muskelabschnitte mit Beispielen versehen.

3.3   Körperliche Voraussetzungen, Ausdauertraining

Neben den Aspekten Kräftigung, Dehnung und Beweglichmachung beinhaltet die Gymnastik immer auch ein gewisses Ausdauertraining, wobei die Schwerpunkte je nach Zielsetzung, persönlicher Einstellung und körperlicher Voraussetzung unterschiedlich gewählt werden können. So wird bei gymnastischen Übungsformen wie z. B. dem Aerobic ausdrücklich eine Steigerung der körperlichen Ausdauer (d. h. ein Kreislauftraining) angestrebt.

Die regelmäßige Übung der Ausdauerleistungsfähigkeit des Körpers (mindestens 2 x 1/2 Stunde pro Woche) ist als Vorbereitung und Begleitung zu jeder Sportart dringend anzuraten. Der Begriff „körperliche Fitneß" bezieht sich im wesentlichen darauf. Eine Verbesserung dieser Fitneß bewirkt eine Erleichterung der Belastungen des Alltags und führt zur Steigerung von Lebensfreude und Freude am Sport im allgemeinen. Ein regelmäßiges Kreislauftraining von z. B. 20 Minuten am Tag ist zudem die beste Vorbeugung gegen eine Reihe sog. Zivilisationskrankheiten, die hauptsächlich durch Bewegungsmangel entstehen. Beispiele für ein abgestuftes Fitneßtraining finden sich in Kap. 9.

Körperliche Belastbarkeit

Wenn man eine neue Sportart beginnt, so möchte man häufig gleich von 0 auf 100 kommen, obwohl man möglicherweise untrainiert ist und einem vieles noch schwer fällt. Um sich dabei nicht selbst zu überschätzen, dient die Pulsmessung als einfache Kontrolle der eigenen Belastungsfähigkeit. Auch Trainer können sich so rasch einen Überblick über die Leistungsfähigkeit und die momentane Beanspruchung ihrer Gruppe verschaffen.

Die **Pulsmessung** erfolgt durch Ertasten der Halsschlagader mit den nebeneinandergelegten Fingerkuppen, die vorn seitlich am Hals sanft aufgelegt werden. Dann wird der Pulsschlag 15 Sekunden lang gezählt und die Zahl mit 4 multipliziert.

Eine grobe, aber schnelle Übersicht über die persönliche Leistungsfähigkeit gibt der **Kniebeugentest**. Hierbei werden in einer Minute 30 Kniebeugen bis zur halben Hocke durchgeführt und der Puls davor, danach und nach einer weiteren Minute Erholung gemessen. Es ergibt sich eine Kennziffer nach folgender Formel:

(Ruhepuls + Belastungspuls + Teilerholungspuls - 200) : 10 = Kennziffer

---

Belastungspuls: nach 30 halben Kniebeugen in 60 sec
Teilerholungspuls: nach 60 sec Ruhe

Kennziffer   0 - 4:   Leistungssportler
                5 - 8:   gute Ausdauer
                9 - 12:   mäßige Ausdauer
                 > 13:   schlechte Ausdauer

Trainingsumfang

Ein Parameter für die Trainingsintensität des einzelnen ist sein Pulsschlag. Die maximale Belastbarkeit im Rahmen eines Ausdauertrainings liegt bei (220 - Lebensalter) Herzschlägen pro Minute und wird im Spitzensport zum Erreichen der entscheidenden Hundertstelsekunden periodisch angestrebt. Die sog. „**submaximale Belastung**" die im Training üblicherweise nicht überschritten werden sollte, liegt bei einem Puls von (200 - Lebensalter). Bei einem „normalen" Sportler müssen hiervon jedoch deutliche Abstriche gemacht werden. Für ihn ist daher eine

Obergrenze von (180 - Lebensalter) Herzschlägen pro Minute

anzuraten. Wenn der Pulsschlag bei Dauerbelastung (d. h. mehr als 1/6 der Skelettmuskulatur arbeitet länger als 30 Minuten) über diesem vorher errechneten eigenen Maximalwert liegt, ist das Trainingspensum zu hoch und der Körper überfordert. Als Faustregel beträgt der **Trainingspuls**

*   bei Trainierten: ca.   160 Schläge/Minute,
*   bei Untrainierten/Senioren: 130 - 140 Schläge/Minute.

Es wird ausdrücklich darauf hingewiesen, daß diese Empfehlungen natürlich nur für gesunde Personen gelten. V. a. bei älteren Sportkameraden muß dies kritisch überprüft werden. Eine Herzerkrankung oder ein Bluthochdruck sind limitierende Faktoren, die ein Training im oberen Belastungsbereich verbieten. Aber auch fieberhafte Erkrankungen führen zu einem deutlichen Leistungseinbruch, der akzeptiert werden muß, da die körperliche Ruhe der Heilung der Krankheit dient. Gerade scheinbar harmlose grippale Infekte können bei einem erzwungenen intensiven Training zu einer Entzündung des Herzmuskels mit dauerhaften Schäden führen. Gelegentliche Berichte über den plötzlichen und unerwarteten Tod von Spitzensportlern gehen sicher z. T. auf diese Ursache zurück.

Die oben angegebenen Pulszahlen sind nicht so zu verstehen, daß ihr Erreichen bei Dauerbelastungen unbedingt erzwungen werden muß, sondern sie stellen obere Grenzwerte dar, die im Rahmen eines Trainings vernünftigerweise nicht überschritten werden sollen. Insbesondere bei längeren Ausdauerleistungen ist ein Verbleib in diesem Bereich für den Durchschnittssportler häufig sowieso nicht möglich. Weiterhin ist zu beachten, daß bei Ausdauertrainierten aufgrund des größeren Herzschlagvolumens der Puls absinkt, so daß jeder Sportler schließlich seinen eigenen individuellen Grenzpuls besitzt, den er nur durch eine einfühlende Beobachtung seines eigenen Körpers beim Training herausfinden kann.

Im **Breitensport** kommt es häufig zu Übungsgruppen mit sehr unterschiedlichem Konditionszustand. Es ist verständlich, daß hier dieselbe Bewegungsaufgabe (*Belastung*) eine ganz unterschiedliche Trainingsintensität (*Beanspruchung*) für die Übenden darstellt. Was den einen hoffnungslos unterfordert, kann für einen anderen bereits eine Überforderung sein. Da im Rahmen des Breitensports jedoch auch ein sportlich nur weniger aktiver Personenkreis angesprochen werden soll, wurde das Motto vom „Trimming 130" als einem Bereich ausgegeben, in dem man sich auf der sicheren Seite befindet.

Während der **Jogging**-Welle wurde das Laufen zum Volkssport und ist immer noch „in". Allerdings sind die mitgebrachten körperlichen Voraussetzungen häufig ungenügend. Wenn z. B. ein Untrainierter (d. h. mit schwachem Muskelapparat) mit unzureichendem Schuhwerk (schlechte Dämpfung, geringe Führung des Fußes) auf evtl. hartem Boden (Asphalt) läuft, dann kommt es zu einer übermäßigen und unnötigen Belastung der Gelenke, was einer späteren Arthrose Vorschub leisten kann. In diesem Fall wäre eine gezielte gymnastische Vorbereitung über ein halbes Jahr sowie eine Laufschulung dringend zu empfehlen, scheitert jedoch meist an organisatorischen Gründen und am Durchhaltevermögen der Betroffenen.

Ähnliche Überlegungen gelten für übergewichtige Personen. So sehr auch das Erreichen des sog. Normalgewichtes (Größe minus 100 $\pm$ 10 %) anzustreben ist, so kritisch ist hierbei das Joggen zu betrachten. Stellt man sich einen Läufer mit 20 kg Übergewicht vor, dann bedeutet dies für ihn auf einer Strecke von 5 km 10 000 unnötige Lastwechsel mit dieser Masse für seine Gelenke. Natürlich gilt dies auch für jeden sonstigen Schritt, den der Mensch den Tag über macht (weswegen dies über Jahre hinweg zwangsläufig zu orthopädischen Problemen führt), allerdings ist beim Laufen die Belastung durch das Abbremsen und Beschleunigen der Masse besonders groß. Eine Sportart, bei der das eigene Gewicht nicht getragen werden muß (Radfahren, Schwimmen, evtl. auch Skilanglauf, da durch das Gleiten keine Stöße vorkommen) ist hier eher angebracht. Auch ein gymnastisches Training auf einem weichen Untergrund (Matte) ist möglich, wodurch es bei Übungen wie „Laufen auf der Stelle" oder „Hampelmannspringen" zu einer deutlichen Verminderung der Gelenkbelastung kommt. Im übrigen lassen sich durch eine gleichmäßige Reduktion der Gesamtnahrungsmenge („FdH") rascher Erfolge bei der Gewichtsabnahme erzielen als durch gesteigertes sportliches Training (s. Kap. 11).

4 Aufwärmteil

4.1 Körperverständnis

Hilfreich für ein grundlegendes **Körperverständnis**, das für ein funktionell korrektes Training äußerst wichtig ist, können folgende **Übungen** sein:

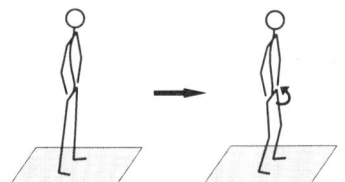

Schulterbreiter Stand; zunächst Beine strecken, Hände auf die Beckenkämme legen, dann Beine in den Knien leicht beugen; beim Beugen der Knie richtet sich das Becken, und damit auch die Lendenwirbelsäule, auf. Diese wird so aus dem oft vorhandenen Hohlkreuz gezogen.

Schulterbreiter Stand; Einnahme zunächst einer "Teenager"-Haltung, dann schrittweises Aufrichten des Körpers:

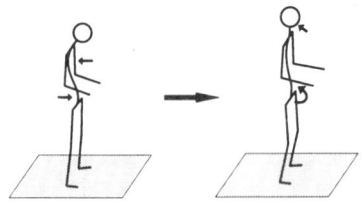

- Füße leicht nach außen drehen (ca. 15 - 20°)
- leicht in die Knie gehen, diese dabei über den Zehen ausrichten (Achtung: vor allem Frauen neigen dazu, die Knie nach innen zu beugen - „X-Bein-Stellung")
- Anspannen des Gesäßes
- Einziehen des Bauches (d. h. Anspannen der Bauchmuskulatur), dadurch kann ein Hohlkreuz vermieden werden, das Becken richtet sich auf
- Schultern nach hinten kreisen; fallen lassen, wenn sich die Schulterblätter hinten berühren
- Kinn zurück

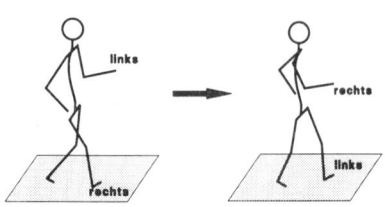

„Gehen mit Verstand", dabei auf das umgekehrte Mitschwingen der Arme achten: Wenn das linke Bein vorgeht, schwingt der rechte Arm vor, und umgekehrt (= „militärisches Marschieren", diagonaler Stockeinsatz beim Skilanglauf). Das Gegenschwingen der Arme ist eine natürliche Ausgleichsbewegung zur Stabilisierung des Oberkörpers und wird beim raschen Gehen und Laufen meist automatisch richtig gemacht. Beim Versuch, diese Bewegung bewußt auszuführen, kommt es gelegentlich zu koordinativen Problemen („Paßgänger").

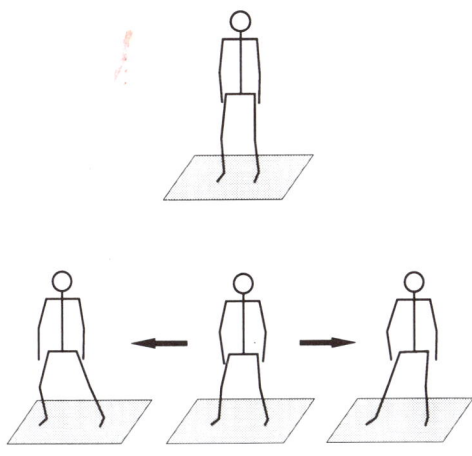

„Körper erspüren": schulterbreiter Stand, Augen geschlossen, ruhig atmen; von den Füßen ausgehend mit
zunehmender Stärke vibrieren, bis die Beine, der
Rumpf, die Arme, der Kopf leicht schwingen; die
Bewegung nach etwa 1/2 Minute in umgekehrter Reihenfolge zurücknehmen, aber noch mit geschlossenen
Augen stehenbleiben und „nachfühlen"

Über-schulterbreiter Stand; mit geschlossenen Augen
den Körper mit aufrechtem Oberkörper nach verschiedenen Seiten pendeln lassen und dabei die Standsicher-
heit bewahren.

4.2   Gelenkmobilisierung

Hierunter versteht man das unbelastete Durchbewegen von Gelenken an der Grenze ihrer Beweglichkeit
entlang, ohne jedoch einen bestimmten Gelenkausschlag erzwingen zu wollen. Durch die lockeren
Bewegungen wird die Schmierflüssigkeit des Gelenkinnenraumes verteilt, was evtl. in einem anfäng-
lichen „Knacken" zum Ausdruck kommt. Dieses Knacken, das beim Durchbewegen der Gelenke ohne
Belastung auftritt, hat hierbei keine krankhafte Bedeutung. Als Nebeneffekt kommt es zu einer leichten
Steigerung von Muskeldurchblutung und Kreislauf, was eine gute Ausgangsbasis für nachfolgende
Aufwärm- und Kraftübungen bietet.

Unterschenkel mit Fuß

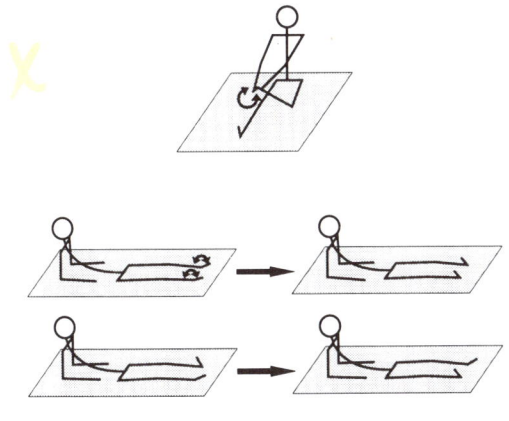

Sitz; einen Unterschenkel über den Oberschenkel des
anderen Beines schlagen; den Vorfuß mit der Hand der
anderen Seite fassen und den Fuß im Sprunggelenk
weich drehen, Richtungswechsel nicht vergessen.

Sitz; mit Händen/Unterarmen abstützen:

* abwechselnd bei gestreckten Knien Füße zum Körper ziehen und wegstrecken,

* auch wechselseitig.

Diese Übung dient im wesentlichen der Mobilisation (und nicht der Dehnung), da eine Dehnung der
Unterschenkelmuskulatur wegen der gleichzeitigen
Anspannung anderer Muskelteile nicht optimal zu
erreichen ist.

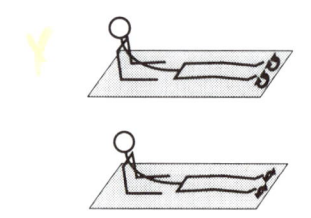

• Füße kreisen, gleichseitig und gegeneinander,

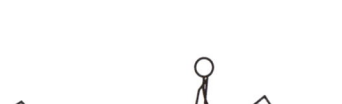

• Fußsohlen in verschiedene Richtungen drehen und mit den Kanten den Boden berühren,

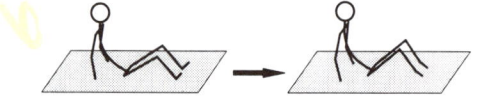

• abwechselnd Fersen und Zehenspitzen zum Boden bringen,

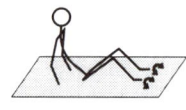

• Fersen am Boden lassen, dann abwechselnd große und kleine Zehen zum Boden bringen,

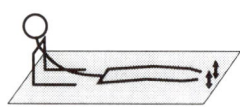

• mit den Zehen trommeln.

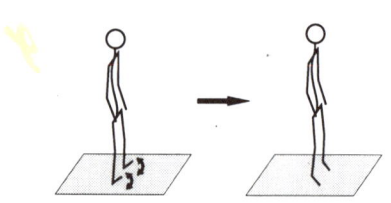

Stand; Füße langsam von der Ferse bis zu den Zehenspitzen abrollen, auch rückwärts (s. auch „Pantomimengehen").

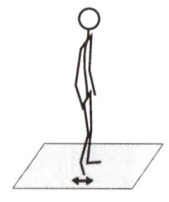

Einbeinstand; Zehenspitzen des Spielbeines auf dem Boden aufsetzen und die Zehen durch Bewegen des Fußes nach vorwärts und rückwärts drehen; verschiedene Geschwindigkeiten.

Bein mit Hüfte

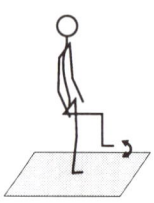

Einbeinstand, das andere Bein rechtwinklig nach vorn anheben, dann

• die Zehen öffnen und schließen,

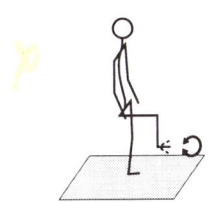

- den Fuß im Sprunggelenk kreisen,

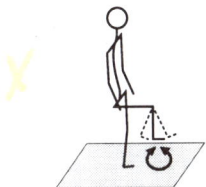

- den Unterschenkel im Knie kreisen,

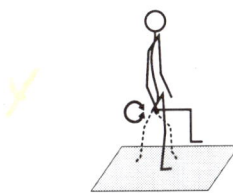

- das Bein im Hüftgelenk bei gebeugtem Knie kreisen.

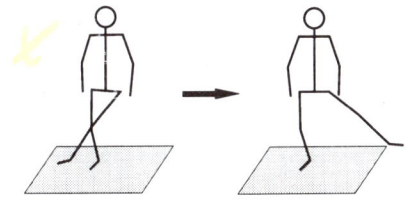

Einbeinstand; das abgehobene Spielbein vor dem Standbein nach seitlich oben schwingen.

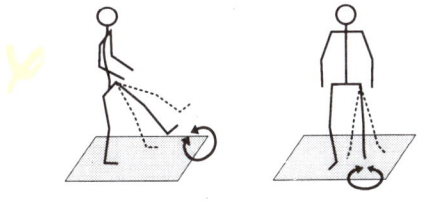

Einbeinstand; das Spielbein vor dem Körper kreisen.

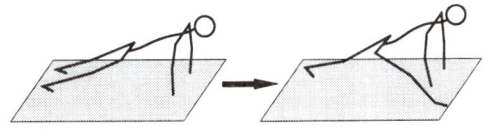

Liegestützposition; ein Bein seitlich nach vorn schwingen.

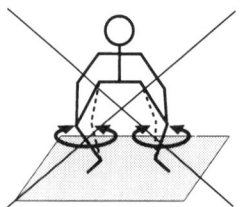

Negativbeispiel:

Kniekreisen, miteinander oder gegeneinander

Begründung: Überwiegende Nachteile (Überlastung der Menisken durch eine mühlsteinartige Bewegung, Überdehnung des Bandapparates des Knies) bei nur geringem Effekt.

Korrekturmöglichkeit: Keine.

Wirbelsäule mit Kopf

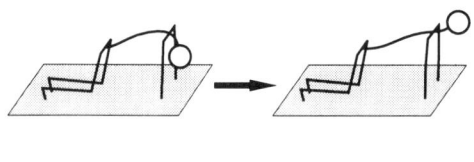

Vierfüßlerstand (= Bankstellung), daraus:

* Katzenbuckel: Kopf auf die Brust nehmen, ganz runden Rücken machen; dann mit gestrecktem Rücken nach vorn schwingen, Arme leicht beugen, kein Hohlkreuz!

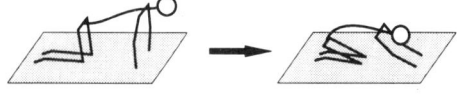

* Füße im Sprunggelenk strecken, Durchbewegen der Lendenwirbelsäule durch Absitzen auf die Fersen, Hände dabei auf dem Boden lassen.

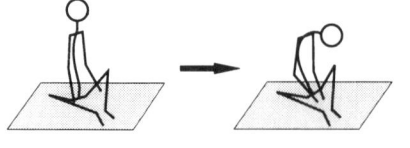

Sitz; Knie nach außen fallen lassen, aufrecht sitzen, dann runden Rücken, Arme zwischen die Beine nehmen und wieder gerade aufrichten (sanfte Bewegung ohne Kraft!).

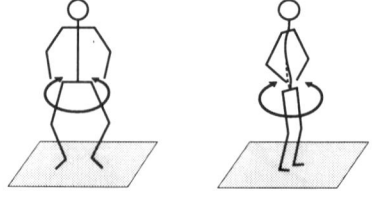

Schulterbreiter Stand mit etwas gebeugten Knien, dann

* leichte, kleine Kreise der Hüften ausführen („Bauchtanz"), dabei die Lendenwirbelsäule auch nach hinten durchdrücken;

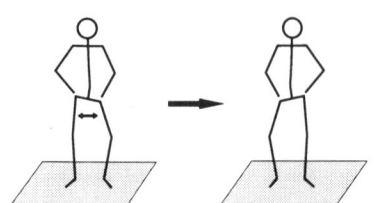

* „Hüftwackeln": Hände auf den Hüften, diese in kleinen Bewegungen seitlich auf- und abbewegen;

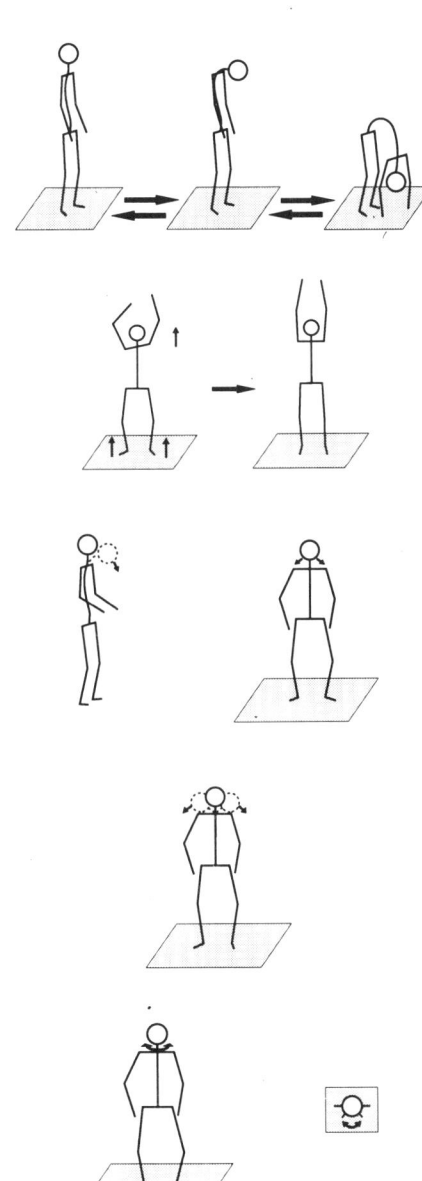

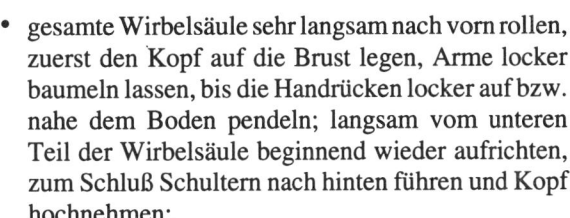

- gesamte Wirbelsäule sehr langsam nach vorn rollen, zuerst den Kopf auf die Brust legen, Arme locker baumeln lassen, bis die Handrücken locker auf bzw. nahe dem Boden pendeln; langsam vom unteren Teil der Wirbelsäule beginnend wieder aufrichten, zum Schluß Schultern nach hinten führen und Kopf hochnehmen;

- Arme abwechselnd gestreckt immer weiter nach oben recken und sich schließlich im Zehenstand ganz lang machen;

- Kopfnicken, auch diagonal abwechselnd nach rechts und links vorn;

- Kopf abwechselnd seitlich rechts und links ablegen, Schulter dabei nicht hochziehen;

- Kopf in Viertelkreisen drehen, dabei immer wieder zur Mitte zurückkehren, keine vollen Kreise! (Rechts ist die Übung von oben gesehen dargestellt.)

- Kopf nach vorn und hinten ausschütteln, dabei Mund öffnen und Gesichtsmuskulatur und Zunge ganz entspannen.

Weitere Mobilisationsübungen für die Wirbelsäule finden sich bei den Dehnübungen des Rückens („Drehdehnen"), da diese neben einer allgemeinen Mobilisierung auch spezielle Muskelgruppen ansprechen.

Negativbeispiele:

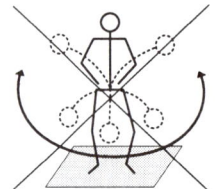

Große Rumpfkreise

Begründung: Überlastung der Bandscheiben durch starke Zug- und Druckkräfte, Überdehnung der Bänder im Lendenwirbelsäulenbereich.

richtig: leicht in den Knien stehen, nur kleine Kreise mit dem Becken („Bauchtanz" - s. o.)

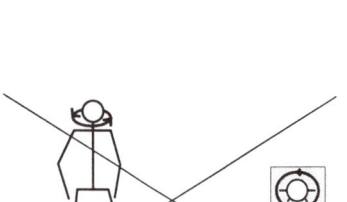

Kopfkreisen

Begründung: Die Kopfgelenke sind für eine echte Kreisbewegung nicht geschaffen, es kommt statt dessen zu Verwringungen in der Halswirbelsäule.

richtig: Kopf in Viertelkreisen drehen, dabei immer wieder zur Mitte zurückkehren - s. o.

Arm

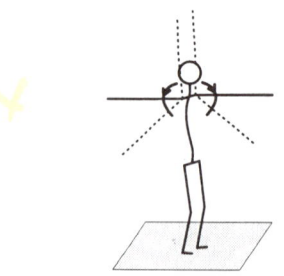

Schulterbreiter Stand mit etwas gebeugten Knien, dann

* Arme in den Schultern kreisen: vorwärts, rückwärts und in entgegengesetzter Richtung (d. h. einen Arm nach vorn, einen nach hinten. *Übungsdurchführung:* z. B. mit beiden Armen über dem Kopf beginnen, dann einen Arm nach vorn, einen nach hinten fallen lassen und die Arme treffen sich wieder nach Beendigung des gegenläufigen Kreises über dem Kopf; Koordinationsübung). Auch diese Übung ist nur zum Mobilisieren geeignet, da während der Bewegung keine Entspannung und somit auch keine befriedigende Dehnung möglich ist.

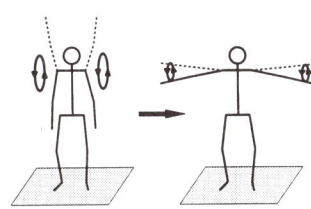

- große langsame, dann kleiner und schneller werdende Kreise der Arme,

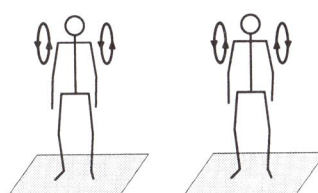

- Schultern kreisen, dabei die Arme locker seitlich herunterhängen lassen, vorn die Schultern, hinten die Schulterblätter zusammenführen; ebenfalls vor- und rückwärts sowie gegenläufig (Koordinationsübung),

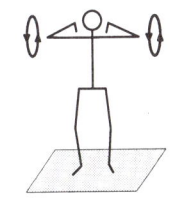

- Ellbogen kreisen, dabei die Fingerspitzen oben auf die Schultern tippen; die Ellbogen sollen sich vorn berühren, hinten die Schulterblätter zusammenführen; langsame Kreise, auch in entgegengesetzter Richtung (Koordinationsübung),

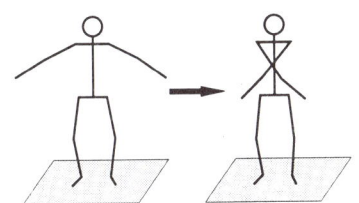

- Arme vor und hinter dem Körper überkreuzen, dann locker seitwärts schwingen, evtl. bei jedem Schwung rhythmisch in die Knie gehen.

4.3 Allgemeines Erwärmen

Das Aufwärmen hat die Aufgabe, die Muskulatur in ihren Arbeitszustand zu versetzen. Dies beinhaltet eine verstärkte Durchblutung, eine Anregung des Kreislaufs und eine Erhöhung der Körpertemperatur. Auch bei sommerlichen Außentemperaturen ist dies nur aktiv zu erreichen (also nicht: „Ich bin ja schon warm"). Da der Effekt wesentlich von der Menge der beanspruchten Muskulatur abhängt, sind hierfür v. a. Laufübungen geeignet. Bei etwas Phantasie gibt es vielfältige Variationsmöglichkeiten. Eine Abwechslung der Übungen ist zur Motivation der Teilnehmer wichtig, da bei regelmäßigem Training sonst Langeweile entsteht.

Man beginnt sinnvollerweise mit einfachen Bewegungen, bei denen abrupte Richtungsänderungen oder große Ausfallschritte vermieden werden sollten. Die gestellten Aufgaben können dann zunehmend schwieriger werden und schließlich in echte Koordinationsübungen übergehen (s. Kap. 4.4). Neben dem allgemeinen Aufwärmen kann dieser Trainingsteil auch einer (wenn auch meist unbewußten) Gangschulung dienen, wenn z. B. Wert auf das deutliche Abrollen der Füße gelegt wird etc.

Beispiele:

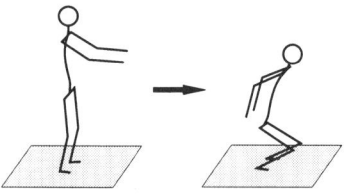

Schulterbreiter Stand; Arme nach hinten schwingen, dabei weich in die Knie gehen.

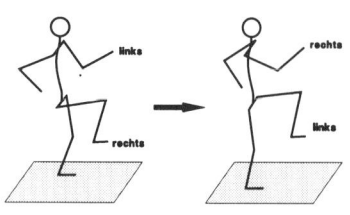

Auf der Stelle gehen, dabei Knie anheben, Arme wechselseitig locker, aber deutlich mitschwingen (*Achtung:* rechtes Bein vorn bedeutet linker Arm vorn und umgekehrt!).

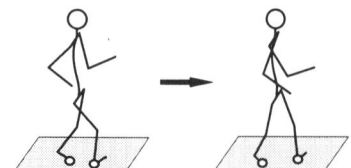

Gehen/Laufen mit bewußtem Abrollen von der Ferse bis zu den Zehen, auch rückwärts von den Zehen zur Ferse.

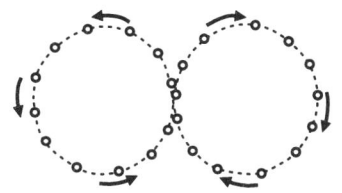

Gehen/lockeres Laufen; zur Auflockerung werden je nach Können Achterfiguren mit einer oder mehreren Schnittstellen beschrieben, indem die Schlange einmal oder auch mehrmals durchkreuzt wird; hierbei wird im Reißverschlußsystem, ähnlich wie beim Autofahren, abwechselnd durch die entstehenden Lücken gelaufen.

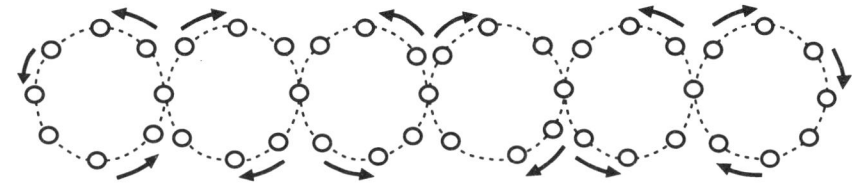

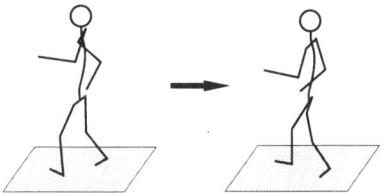

Rückwärtslaufen.

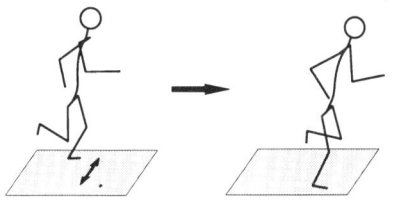

Beim Laufen abwechselnde Sprünge nach links und rechts durchführen.

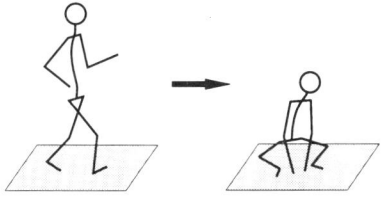

Beim Laufen wiederholt links und rechts mit den Händen den Boden berühren („Blumen pflücken"), dabei in die Hocke gehen, Oberkörper aufrecht!

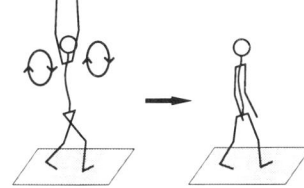

Vorwärts- oder rückwärtslaufen, dabei Arme kreisen.

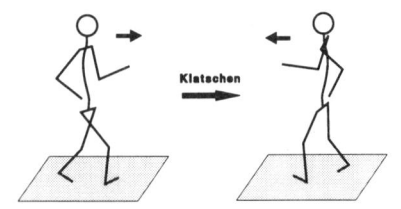

Laufen, auf Klatschen Richtungsänderung.

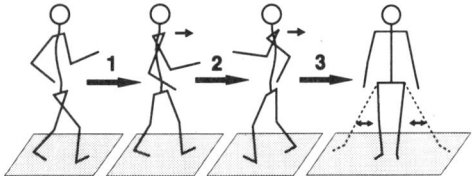

Laufen, auf Zuruf einer Zahl werden vorher abgesprochene Laufstile durchgeführt, z. B. *1* vorwärtslaufen, *2* rückwärtslaufen, *3* Seitgalopp.

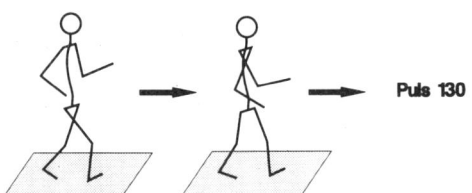

Jeder Übungsteilnehmer läuft selbständig und versucht dabei, seine Belastung gefühlsmäßig so zu wählen, daß der Puls bei etwa 130 Schlägen/Minute ist; nach 5 Minuten wird kontrolliert, wie genau das Ziel erreicht wurde.

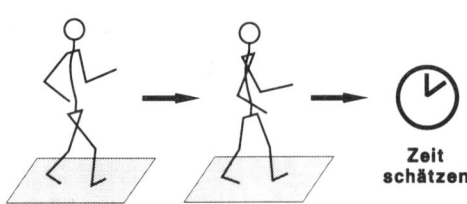

Alle Uhren werden abgegeben; die Teilnehmer sollen selbständig locker Traben und versuchen, möglichst genau nach einer vorgegebenen Zeitspanne (3 min, 5 min, 10 min) zum Ausgangspunkt zurückzukehren. Jeder Ankommende erfährt seine Zeit zur Kontrolle. Auf diese Weise läßt sich eine Gruppe leicht 20 - 30 min beschäftigen.

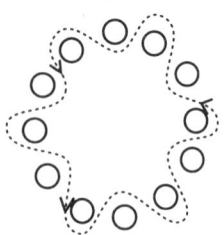

Slalomlauf; dabei sind zunächst alle stehend, liegend, in Päckchenstellung oder Liegestützposition im Kreis angeordnet. Einer beginnt, die sich rechts von ihm befindenden Trainingsteilnehmer flott zu umlaufen, wobei jeder Umlaufene nachfolgt. Am Ende der Runde stellt sich jeder in Verlängerung der Reihe auf und wird wieder zum „Hindernis". In jeder Runde wird die Gangart gewechselt (vorwärts-, rückwärtslaufen, Seitgalopp, beidbeiniges oder einbeiniges Hüpfen usw.).

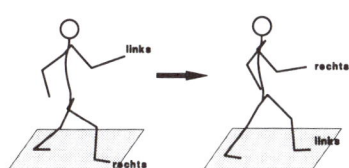

Schrittspringen auf der Stelle, dabei auf die gegengleiche Vorführung von Arm und Bein achten (also rechter Arm mit linkem Bein vorn und umgekehrt); evtl. jedesmal etwas tiefer im Ausfallschritt landen.

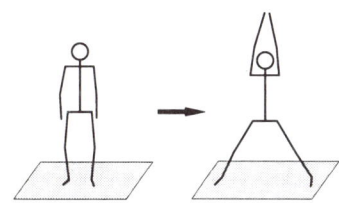

Hampelmannspringen, zunächst langsam, dann schneller; evtl. die Beine weiter auseinandernehmen.

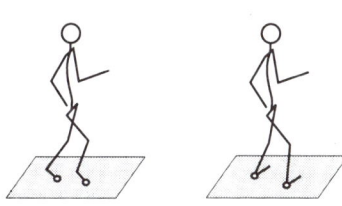

Gehen/Laufen nur auf der Ferse bzw. den Fußballen.

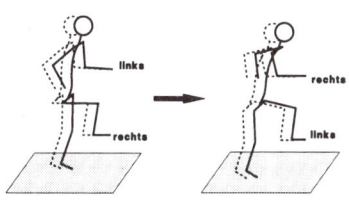

Hüpferlauf mit deutlich angehobenen Knien, Arme betont hoch mitgeführt.

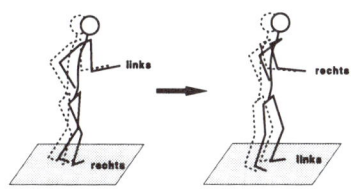

Hüpferlauf nur aus den Sprunggelenken heraus, dennoch Knie sanft gebeugt, federnd.

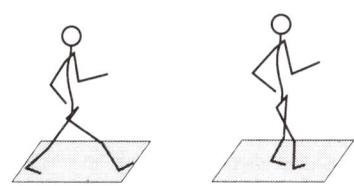

Laufen, dabei größere Sprünge und kleinere Schritte im Wechsel.

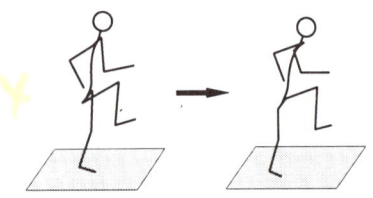

Laufen mit angezogenen Knien.

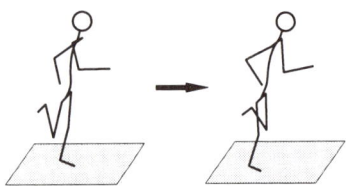

Anfersen, dabei Unterschenkel jedoch nicht zu heftig gegen das Gesäß schlagen (sonst Knieüberlastung).

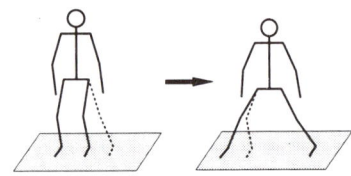

Seitgalopp.

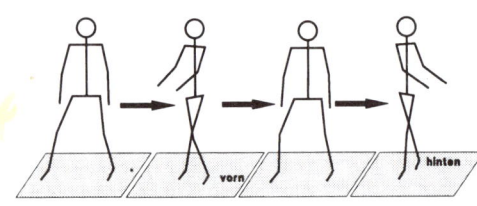

Seitwärtslaufen, dabei Hüfte abwechselnd nach vorn und hinten drehen und das Bein übersetzen.
Schrittfolge also: Seitschritt — Kreuzschritt nach vorne, dabei Arme *entgegen* der Laufrichtung schwingen — Seitschritt — Kreuzschritt nach hinten, dabei Arme *in* Laufrichtung schwingen (= kräftige Gegenbewegung des Oberkörpers).

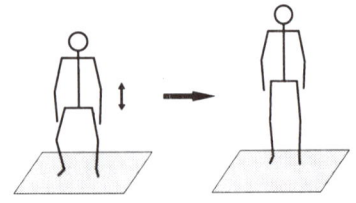

Hüpfen auf der Stelle:

- auf und ab, weich in den Knien und Fußgelenken abfangen, Arme locker,

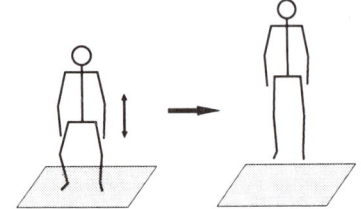

- zunehmend höher (und dafür langsamer) oder niedriger und schneller,

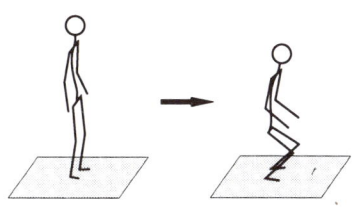

- tiefer (halbe Hocke, jedoch die Knie nicht mehr als 90° beugen), aufrechter Oberkörper, die gebeugten Knie werden über die leicht nach außen gedrehten Zehen geführt,

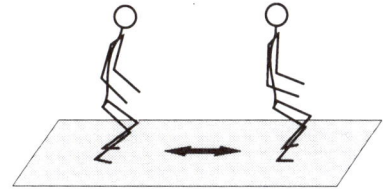

- vor und zurück,

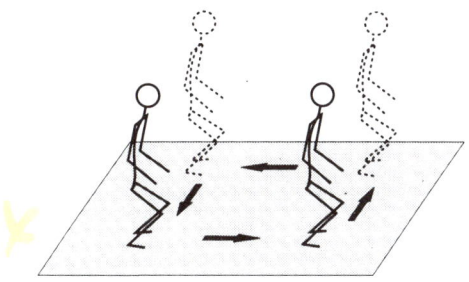

- im Quadrat,

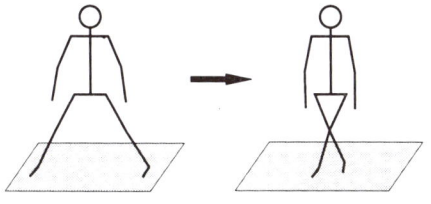

- Beine abwechselnd auseinander und überkreuzen (re. und li. Bein vorne),

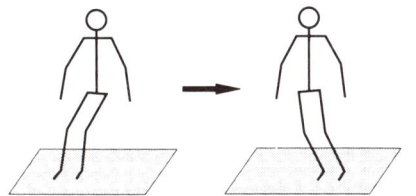

- mit geschlossenen Beinen abwechselnd seitlich springen,

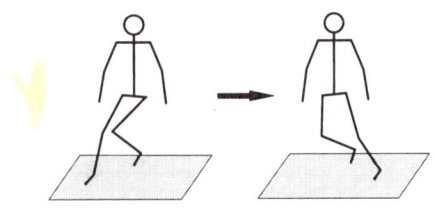

• nur mit dem äußeren Bein landen,

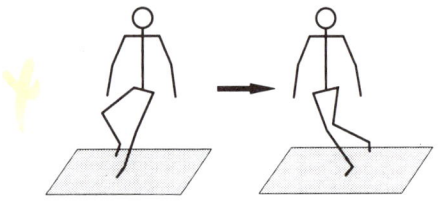

• nur mit dem inneren Bein landen (schwierig!),

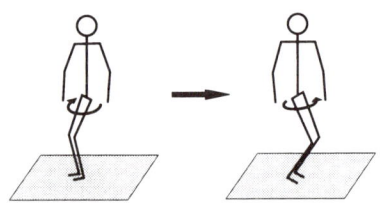

• Hüfte drehen; dabei bleibt der Oberkörper nach vorn ausgerichtet.

Rückenlage oder Ellbogenstütz; mit den Beinen fahrradfahren:

• vorwärts, rückwärts, seitwärts (Unterschenkel gegeneinander nach innen und außen kreisen),

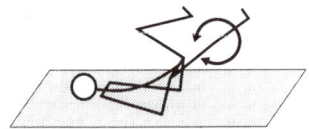

• alternativ mit angehobenem Becken.

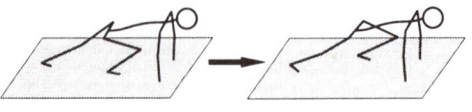

Vierfüßlerstand; Schrittsprünge.

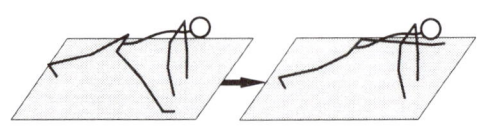

Vierfüßlerstand; seitliche Sprünge, bei denen jeweils ein Bein nach vorn geschwungen wird.

4.4   Koordinationsübungen

Während des allgemeinen Aufwärmens können zur Auflockerung auch einige Koordinationsübungen durchgeführt werden. Diese regen die geistige Aktivität an und lenken gleichzeitig von der körperlichen Anstrengung ab. Solche Übungen sind eine gute Bewegungsschulung und machen bei zunehmendem Können der Gruppe großen Spaß.

Allerdings bedarf es erfahrungsgemäß einer gewissen Zeit und wiederholter Vorübungen, bis darin ungeübte Teilnehmer ihre ersten Erfolgserlebnisse haben. Zu Beginn sind leicht Frustrationen möglich und das Grübeln verzweifelter Gruppenmitglieder vermindert den Trainingseffekt. Wenn aber die geistige Trennung von Arm- und Beinbewegung einmal verstanden wurde, stellen die nachfolgenden Beispiele kein wesentliches Problem mehr dar. Auf jeden Fall sollte jedoch der Übungsleiter erst still für sich trainieren, um dann vor der Gruppe auf sein eigenes Kommando hin einen sicheren und fließenden Wechsel zu den nächsten Bewegungen demonstrieren zu können.

Beispiele:

Hampelmannspringen, dabei wird laut bis 4 gezählt; bei 4 nur die Arme bewegen, anschließend das Gleiche mit den Beinen.

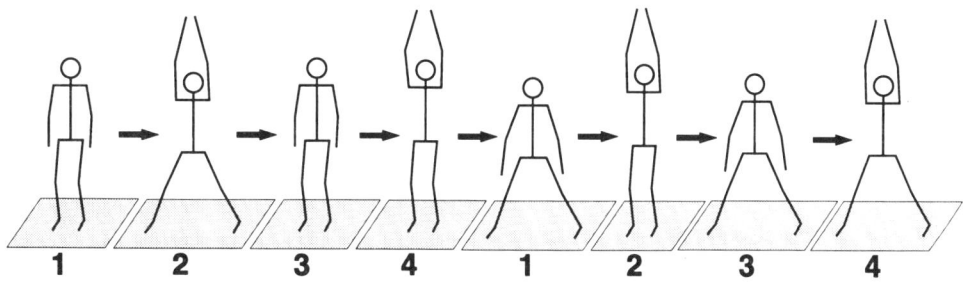

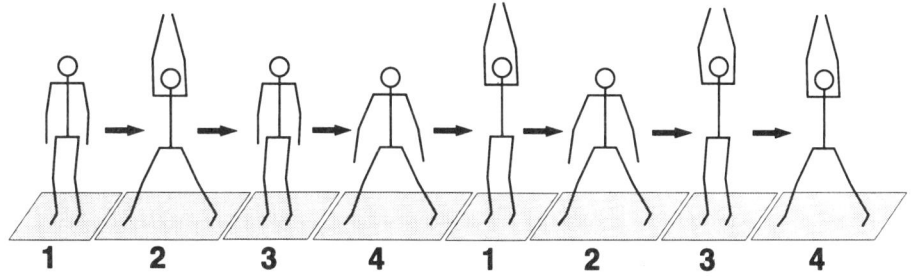

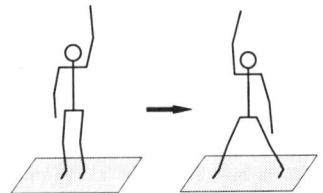

Bei automatisierter Beinbewegung (auseinander -
zusammen), die allein nochmals geübt werden sollte:

- abwechselnd jeweils einen Arm seitlich nach oben
  und unten führen,

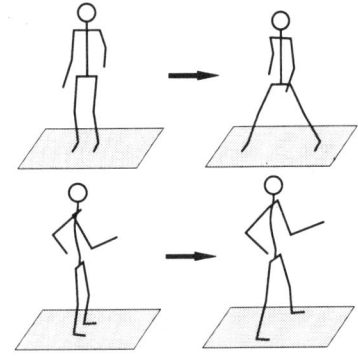

- abwechselnd jeweils einen Arm nach vorn und nach
  hinten führen,

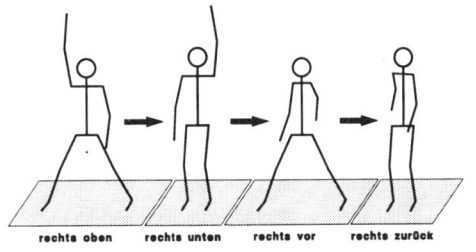

- zum Schluß die Kombination (schwierig!); dabei
  kann man sich z. B. auf den rechten Arm konzen-
  trieren:
  oben, unten, vor, zurück, der linke Arm arbeitet
  immer gegengleich.

Für Geübte: nach jeder Sequenz abwechselnd den
rechten und den linken Arm zuerst nach oben bzw.
nach vorn führen.

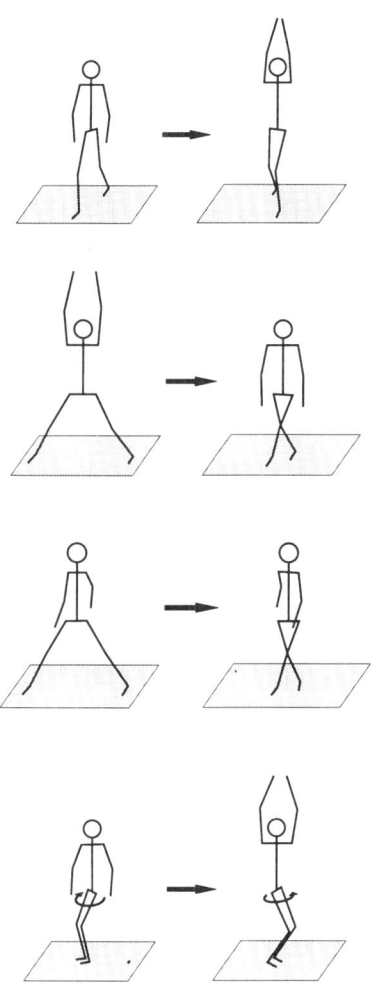

Beliebige *Kombinationen der Beinbewegung* (mit Schritt- und Grätschspringen, ein- und beidbeinigem Hüpfen, Seitwärts- und Drehspringen) *und der Armbewegung* (seitlich, vor und zurück, abwechselnd nach oben schwingen).

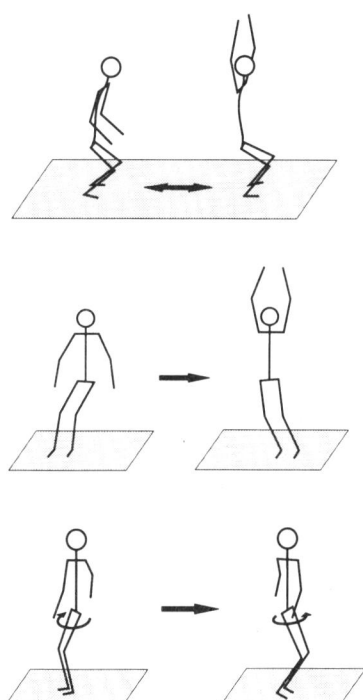

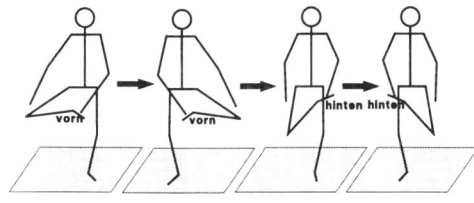

„Schuhplatteln": Fußsohlen mit den Händen über Kreuz abwechselnd vor und hinter dem Körper abschlagen.

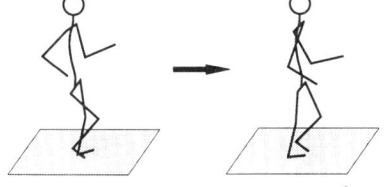

„Pantomimengehen" auf der Stelle, dabei Füße auf der Ferse aufsetzen und gut bis zu den Zehen abrollen, Arme wechselweise mitnehmen.

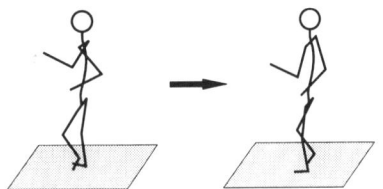

für Könner: rückwärts auf der Stelle gehen.

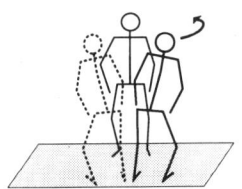

Antäuschen: Alle laufen frei durcheinander; jedesmal wenn sich zwei begegnen, täuschen sie links an und gehen dann rechts aneinander vorbei (ähnlich wie beim Fußball); auch auf mehrmaliges Antäuschen ausbaubar (z. B. links, rechts, links vorbei). Alle Teilnehmer sollten rechts und links unterscheiden können, sonst kommt es zu „Unfällen".

4.5   Atemübungen

Wenn am Ende des allgemeinen Aufwärmens und der Koordinationsübungen der Kreislauf seine erste Aktivierung erfahren hat, bieten sich zum Abschluß einige Atemübungen an.
Wichtig: durch die Nase ein- und durch den Mund langsam ausatmen.

Beispiele:

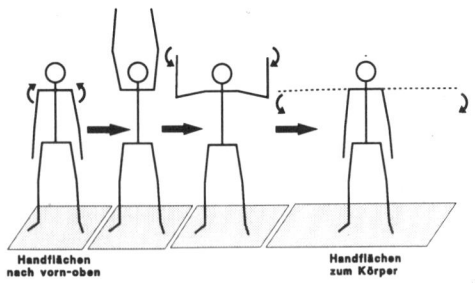

Handflächen nach vorn-oben   Handflächen zum Körper

Schulterbreiter Stand; Arme beim Einatmen seitlich nach oben führen, Handflächen nach vorn-oben, Arme abwinkeln und Ellbogen nach hinten-unten führen, dabei noch tiefer einatmen, beim Ausatmen Arme langsam seitlich nach unten führen, Handflächen Richtung Körper.

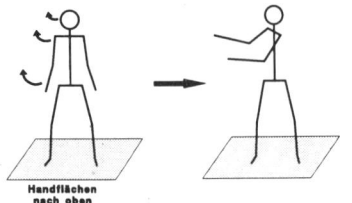

Handflächen nach oben

Über-schulterbreiter Stand mit leicht gebeugten Knien; die Arme werden (geöffnet) nach vorne gehalten, einatmen, dann Oberkörper, Arme und Kopf locker nach hinten drehen und ausatmen, Handflächen geöffnet nach oben; in einer schwingenden Bewegung abwechselnd nach links und rechts.

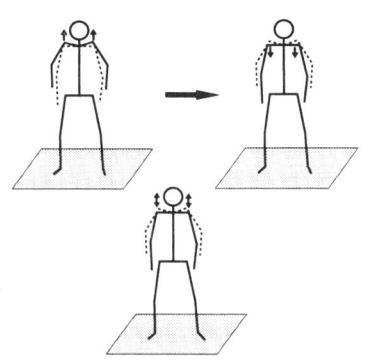

Schulterbreiter Stand; tief einatmen, Schultern langsam nach hinten oben ziehen; ausatmen, dabei Schultern fallen lassen; zum Schluß Schultern noch locker auf- und abbewegen; diese Übung dient auch der Entspannung der Schulter- und Nackenmuskulatur.

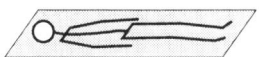

Rückenlage; einatmen und langsam ausatmen, dabei völlig entspannen (auch die Gesichts- und Zungenmuskulatur),

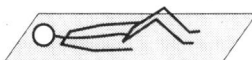

• alternativ mit angezogenen Beinen,

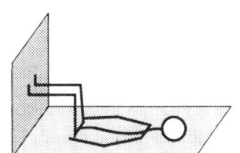

• auch mit den Füßen an der Wand.

5 Gymnastikteil

5.1 Kraftübungen

Wie wir im Kapitel „Funktionelle Anatomie" gesehen haben, ist die Muskulatur des Menschen der einzige aktive Anteil des Bewegungsapparates. Alle anderen Komponenten (Knochen, Knorpel, Gelenke, Bänder) haben lediglich eine Stütz- und Haltefunktion und sind zu keiner eigenständigen Bewegung oder Kraftleistung fähig. Bei der Kraftübertragung sind die Gelenke die schwächsten Glieder der Kette (da in ihnen ja Bewegungen stattfinden sollen). Sie sind in ihrer Stabilität von einem konstanten Muskelzug abhängig, der sie normalerweise von allen Seiten wie ein Schutzmantel umgibt.

Daraus ergibt sich, daß ein regelmäßiges Muskeltraining nicht nur zum Erzielen sportlicher Leistungen erforderlich ist, sondern einen wesentlichen Faktor bei der Gesunderhaltung des Bewegungsapparates darstellt. Eine ungenügend ausgebildete Muskulatur führt nach Jahren zu übermäßigen Verschleißerscheinungen an Gelenken, Bändern und Bandscheiben. Andererseits können gut auftrainierte Muskeln auch die Folgen von Verletzungen mindern, indem sie locker gewordene Gelenke stabilisieren. Auf jeden Fall ist die Muskulatur jedoch der beste Schutz vor neuen Verletzungen, da Sportunfälle häufig darauf beruhen, daß der Körper eine abrupte Bewegungsänderung nicht kompensieren kann.

Da sich Muskeln nur zusammenziehen, jedoch nicht aktiv strecken können, hat jeder Muskel einen oder mehrere Gegenspieler (Antagonisten), die das Gelenk in die Ausgangslage zurückführen oder eine entgegengesetzte Bewegung bewirken. Hierbei sind meist die Muskeln besonders kräftig ausgeprägt, die durch das Aufrichten des Körpers gegen die Schwerkraft täglich benötigt werden. Das bedeutet andererseits aber, daß eine Abschwächung auch dieser Bereiche zu einer schlaffen Haltung führt, woran man einen sehr unzureichenden Trainingszustand erkennen kann. Ungenutzte Muskeln neigen dazu, mangels Bewegung zu verkümmern oder sich zu verkürzen. Die Folge hiervon ist eine muskuläre Dysbalance an manchen Gelenken oder Gelenkgruppen, die zu einseitigen Belastungen und zu Bewegungseinschränkungen führt. Gerade im sportlichen Bereich, wo ein voller Bewegungsumfang erfordert wird, ist hierauf besonders zu achten.

Als **Ziele** des Krafttrainings kann man also nennen:

- Halten und Aufrechthalten des Körpers mit eigener Kraft bei lockeren, dehnungsfähigen Muskeln.

- Vermeidung von Verletzungen, indem mehr Muskelkapazitäten vorgehalten werden, als zu dem beabsichtigten Sport voraussichtlich erforderlich sind.

- Steigerung der Freude am Sport, da bei entsprechendem Training dieselbe Leistung viel leichter fällt.

- Stabilisierung der Gelenke, und zwar bei gesunden Gelenken vorbeugend und bei kranken therapeutisch (z. B. nach Kreuzbandriß oder einem Bandscheibenschaden).

- Auftrainieren eines Muskels bei muskulärem Ungleichgewicht (z. B. nach einer Ruhigstellung im Gips).

Hierbei sollen folgende **Grundsätze** beachtet werden:

* Es werden immer Agonisten *und* Antagonisten (also Muskeln und ihre Gegenspieler) trainiert, um eine muskuläre Dysbalance zu vermeiden.

* Ein ausreichender Trainingsreiz entsteht, wenn die Muskeln jeweils mindestens 3 - 6 Sekunden angespannt werden. Dies entspricht etwa 1/4 der möglichen Anspannungszeit bei max. Krafteinsatz.

* Man beginnt zuerst mit erleichterten Formen (z. B. Liegestütz aus dem Kniestand).

* Wechsel von isometrischen (d. h. statischen) und isotonischen (d. h. dynamischen) Übungen. Bei den isometrischen Übungen erfolgt eine maximale Muskelanspannung gegen einen Widerstand, ohne daß das Gelenk bewegt wird. Bei den isotonischen Übungen erfolgt eine (geringere) Muskelanspannung unter Bewegung.

* Beachten des Muskeltyps. Die Rumpfmuskulatur (Bauch, Rücken) ist weitgehend eine Haltemuskulatur. Der beste Trainingsreiz ergibt sich hier durch Übungen mit mäßigem Tempo und anhaltender Spannung. Ruckartige Bewegungen gefährden die Wirbelsäule.

* Preßatmung vermeiden, da diese den Blutdruck erhöht. Während anstrengender Übungen soll immer ausgeatmet werden. Hierzu muß zu entsprechender Zeit wiederholt aufgefordert werden. Auch der Hinweis „Lächeln!" führt häufig zu Heiterkeit und damit zur Entspannung des Zwerchfells.

* Nach der Anspannung immer wieder auslockern (z. B. Hüpfen, Beine abwechselnd seitlich wegschütteln, auf den Boden sitzen und die gestreckten Beinen abwechselnd locker auf die Unterlage fallen lassen).

Besonders **kräftigungsbedürftig** sind i. a. folgende Muskelgruppen (s. a. Kapitel „Funktionelle Anatomie"):

* Abspreizer der Beine (Abduktoren)
* Gesäßmuskulatur (Beckenaufrichtung)
* Bauchmuskulatur (längs-, schräg- und querverlaufend; Beckenstabilisierung)
* seitliche Rumpfmuskulatur
* Rückenstrecker, v. a. im oberen Teil (Aufrichten des Oberkörpers)
* breiter Rückenmuskel
* Rautenmuskel
* Trapezmuskel, v. a. im mittleren und unteren Teil (als unterer Schulterblattfixator)
* Teile der Schultergürtel- und Schultergelenkmuskulatur
* tiefe Halsbeuger

5.2   Dehnungsübungen (Stretching)

Die Sportler der meisten Disziplinen halten Kraft für die wichtigste Voraussetzung einer guten Leistung. Genauso wichtig ist jedoch auch der passive Bewegungsumfang eines Muskels, d. h. seine Dehnungsfähigkeit. Verkürzte Muskeln führen zu einem gestörten Körpergleichgewicht, zu Fehlhaltungen, Überlastungserscheinungen und vermehrter Anfälligkeit für Zerrungen.

Die **Ziele** der Dehnungsgymnastik sind:

* Erreichen einer zentralnervösen Entspannung (d. h. ein bewußtes Lockerlassen des Muskels).
* Erhaltung und Förderung der Gelenkbeweglichkeit.
* Verhinderung von Muskelverkürzungen.
* Aufheben eines Muskelkrampfes (z. B. Wadenkrampf —> Dehnung der Wade).

Wichtige **Grundsätze** sind dabei:

* Zuerst intensiv aufwärmen!

* Langsam, ruhig und kontrolliert atmen, dabei durch die Nase einatmen und durch den Mund ausatmen. [1]

* Immer aus einer stabilen Körperhaltung heraus dehnen (z. B. an der Wand festhalten). Das Bemühen um das Gleichgewicht verhindert eine wirkliche Entspannung.

* Langsam den Muskel bis an seinen Endpunkt führen, mehrere Sekunden dort halten, dann ebenfalls langsam zurücknehmen.

* Nie nachfedern! Dies führt reflektorisch zu einer Muskelkontraktion.

* Nie bis über den Schmerzpunkt dehnen. Das Gefühl des Ziehens sollte nach etwa 3 Sekunden abklingen; dann kann die Dehnung noch etwas verstärkt werden. Wenn die Spannung bleibt oder Schmerzen auftreten, ist der optimale Bereich überschritten.

* Nie in schmerzhafte Strukturen hinein dehnen (z. B. unmittelbar nach Verletzungen); dies führt zu einer reflektorischen Verhärtung des Muskels.

* Möglichst keine gleichzeitige Kräftigung anderer Muskeln anstreben, da auch dies eine Entspannung des Körpers stört.

* Mit den unflexibelsten Muskeln beginnen, da man sich für die ersten Übungen mehr Zeit und Ruhe nimmt.

* Keine Ausweichbewegungen machen (also nicht beschummeln).

* Partnerübungen nur bei einem eingespielten Team und mit besonderer Vorsicht (Verletzungsgefahr!).

* Nach dem Dehnen die Muskeln auslockern.

Ablauf (einfache Form des Stretchings):

- ruhiges, gleichmäßiges Dehnen bis zum Widerstand
- 15 Sekunden in der Position verharren
- kurzes Nachdehnen
- langsames Entspannen

3 x wiederholen, je 15 Sekunden Pause

Eine besonders effektive Form des Stretchings ist das **CRS-Prinzip** (contract-relax-stretch). Diese Ausführungsart beruht auf der Beobachtung, daß Muskeln nach einer starken Anspannung mehrere Sekunden lang besonders locker sind. (Die Ursachen sind eine örtliche Ermüdung und eine nervale Hemmung.) Dies kann genutzt werden, um einen besonderen Dehnungsreiz zu setzen.

Ablauf (Stretching nach dem CRS-Prinzip):

- isometrische Anspannung des Muskels (d. h. maximale Anstrengung gegen einen gehaltenen Widerstand ohne Gelenkbewegung) - bis zu 10 Sekunden
- 2 - 4 Sekunden entspannen
- sanft dehnen, 10 Sekunden in der Endposition halten

3 x wiederholen, je 10 Sekunden Pause; evtl. ist ein treppenförmiges Fortschreiten der Dehnungs-fähigkeit zu beobachten.

Besonders **dehnungsbedürftig** sind i. a. folgende Bereiche (s. a. Kapitel „Funktionelle Anatomie"):

- Wadenmuskeln
- Oberschenkelmuskeln (Kniestrecker, Kniebeuger, Adduktoren)
- Hüftbeuger
- Rückenstreckmuskulatur (Hals- und Lendenteil)
- Rumpfseite
- Rautenmuskel
- Trapezmuskel (oberer Teil)
- Brustmuskulatur
- Teile der Schultergürtel- und Schultergelenkmuskulatur

5.3   Kombinationen

Allgemeines Aufwärmen   —   Kräftigung

Eine Auflockerung des Lauftrainings im Rahmen des allgemeinen Aufwärmens ergibt sich, wenn dieses auf Kommando durch kleine **Zwischenübungen** unterbrochen wird. So bedeutet z. B. einmal Klatschen 5 Liegestütze, zweimal Klatschen 5 Bauchaufzüge, dreimal Klatschen 5 halbe Kniebeugen o. ä. Danach wird das Laufen sofort wieder aufgenommen. Wenn die Kommandos in unregelmäßiger Reihenfolge gegeben werden, bleibt die Gruppe immer aufmerksam.

Eine Kombination von allgemeinem Aufwärmen und Krafttraining ist auch in Form eines **Zirkeltrainings (Circuittraining)** möglich. Hierbei wird ein Übungsprogramm mit verschiedenen Stationen in einer bestimmten Reihenfolge wiederholt ausgeführt. Es sollten dabei die Hauptmuskelgruppen (Arm-, Bein-, Bauch- und Rückenmuskeln) miteinbezogen werden.

Neben möglichen Übungsgeräten (Kasten, Ball etc.) kann man ohne großen Aufwand jede Ecke des Raumes sowie die Hallenmitte als Stationen definieren, an denen vorher besprochene Übungen durchgeführt werden. Die Zahl der Stationen sollte so begrenzt sein, daß jeder noch auswendig weiß, was er wo tun soll. Dann werden die Teilnehmer gleichmäßig verteilt.

Die Kombination mit dem Laufen geschieht nun so, daß jede Gruppe zwischen den Stationen eine gewisse Zahl von Runden um die übrigen Übenden dreht und sich erst dann der nächsten Station zuwendet. Weiterhin müssen die schnellen Gruppen am Ende so lange weiterlaufen, bis alle den Parcours beendet haben.

Beispiel eines Zirkeltrainings:

- Zunächst locker gemeinsam 10 Runden laufen, um die Muskulatur vorzubereiten und den Kreislauf anzuregen,

- entsprechend der vorigen Verteilung an 5 Stationen beginnend wird jede der nachfolgenden Übungen 10 x durchgeführt (korrekte Ausführung sowie Alternativen s. Kap. 5.6):

  1   Kniebeugen
  2   Bauchaufzüge (gerade oder diagonal)
  3   Seitenlage; oberes Bein seitlich hochschwingen (Körper völlig abgelegt, Ellbogen- oder
        Handstütz)
  4   Liegestütze (evtl. vereinfacht aus dem Vierfüßlerstand)
  5   Rückenlage, angezogene Beine; mit dem Kopf nicken

- jeweils zwischen den Stationen 2 Runden laufen,

- nach dem Ende der letzten Übung wird so lange weitergelaufen, bis alle Teilnehmer die Runde beendet haben; dann wird kehrt gemacht und es schließt sich ein 2. Durchgang in umgekehrter Reihenfolge an.

Weiterhin ist auch ein **Partnerzirkeltraining** möglich und abwechslungsreich, z. B.:

- Eingehakt locker 10 Runden laufen,

- an 5 Stationen werden die folgenden Übungen je 10 x durchgeführt (Ausführung der Übungen und Alternativen s. Kap. 5.6):

  1 Kniebeugen Rücken an Rücken
  2 Stand; Sägeübung (eine Hand geben, dann den Arm mit Kraft gegen den Widerstand des Partners vorschieben)
  3 Sitz; Beine gegeneinander kreisen
  4 Stand; Liegestütze Hand an Hand (evtl. Kniestand)
  5 Bauchlage eines Partners, Beine werden vom anderen belastet; Brustkorb leicht abheben, dabei Nase weiter Richtung Boden,

- dazwischen jeweils 2 Runden laufen wie oben.

Ein Zirkeltraining dieser Art kann erst dann sinnvoll durchgeführt werden, wenn alle Teilnehmer die Übungen kennen und körperlich in der Lage sind, diese auch korrekt auszuführen. Wenn der letztere Punkt nicht zutrifft, müssen Erleichterungen angeboten werden.

Kräftigung — Dehnung

Ein Muskel, der regelmäßig gekräftigt wird, neigt aufgrund seiner inneren Spannung dazu, sich mit der Zeit zu verkürzen. Daher sollte eine Gymnastik oder ein Konditionstraining nie mit Kraftübungen enden, sondern es werden diesen immer Dehnungsübungen nachgestellt. Man kann sie z. B. als eigenen Trainingsteil an einen Block mit Kraftübungen anhängen oder damit ein anstrengendes Training ausklingen lassen. Teilweise werden die Dehnungsübungen einer Muskelgruppe aus einer ähnlichen Körperposition ausgeführt, wie die entsprechenden Übungen zur Kräftigung derselben Gruppe. In diesen Fällen liegt der direkte Anschluß nahe (also Kräftigung - Dehnung - Kräftigung usw.).

Wenn man nicht eine reine Gymnastikstunde macht, sondern dies nur als Vorbereitung auf ein sportartspezifisches Training ansieht, dann ist es natürlich nicht möglich, in 20 oder 30 Minuten alle Muskeln zu beüben. Vor allem das Stretching benötigt viel Zeit, wenn es ernsthaft betrieben wird. Weiterhin bedürfen manche Übungen der wiederholten Erklärung, bis sie von der Trainingsgruppe korrekt ausgeführt werden, so daß zumindest am Anfang auch dadurch einige Zeit verstreicht. Man wird sich eine gewisse innere Reihenfolge angewöhnen, um wenigstens alle Körperteile zu berücksichtigen. Wichtig ist vor allem, daß für jeden der großen Muskelbereiche (Hauptmuskelgruppen an Armen, Beinen, Bauch und Rücken) mindestens eine Übung zur Kräftigung gemacht wird, an die sich dann eine Form der Dehnung anschließt. Es kommt also wesentlich darauf an, aus der Vielfalt an Übungen jedesmal ein abwechslungsreiches Programm auszuwählen.

5.4   Partnerübungen

Kraftübungen mit einem Partner sind eine gute Abwechslung und steigern die Motivation der Gruppe, da sie ein soziales Element enthalten und sich die Übenden gegenseitig anspornen (Beispiele am Ende von Kap. 5.6). Dagegen ist eine *Dehnungsgymnastik* mit Partnerübungen nur eingeschränkt zu empfehlen. Eine optimale Dehnung der Muskulatur ergibt sich ausschließlich dann, wenn die schmale Grenze zwischen starker Anspannung und Schmerz (d. h. schon beginnender Muskelzerrung) nicht überschritten wird. Da der Partner dies nicht fühlt, ist eine exakte Dosierung der aufgewandten Kraft nicht möglich. Bei zu starkem Zug oder Druck kommt es automatisch zu einem Gegenspannen des gedehnten Muskels, was die Zielsetzung der Übung zunichte macht. Die unbewußte Vorstellung, der Partner könne stärker drücken, wodurch ein größerer Dehnungseffekt erreicht würde, ist irreführend.

5.5   Negativbeispiele

Viele althergebrachte und überlieferte Gymnastikübungen sind zwar typischerweise anstrengend (da dies als wesentliches Kriterium angesehen wurde), aber aus dem medizinischem Blickwinkel betrachtet nicht sinnvoll. Diese Übungen führen entweder zur massiven Belastung eines Gelenkes, die in keinem Verhältnis zum Nutzen steht, oder sie erreichen das beabsichtigte Ziel überhaupt nicht, da sich der Körper durch eine unbemerkte Ausweichbewegung der Belastung entzieht.

Für viele „falsche" Übungen gilt jedoch, daß sie durch leichte Variationen richtig ausgeführt werden können, wenn die Grundlagen der funktionellen Anatomie beherrscht werden. Oft merkt man dann allerdings, daß der Zweck, den man verfolgen wollte, nur unzureichend erfüllt wird und es andere, bessere Übungen gibt, um eine bestimmte Muskelgruppe zu erwärmen oder zu dehnen. Berücksichtigt man die oben beschriebenen Elemente, hat man schon einen sehr umfassenden Vorrat für ein abwechslungsreiches Training.

Vermieden werden sollte jede Übung,

* die ein Hohlkreuz erzeugt,
* die eine starke Abknickung der Lendenwirbelsäule bewirkt,
* die ein Gelenk aus seiner Achse führt,
* die die Menisken der Kniegelenke quetscht,
* die zu einer ruckartigen Dehnung von Muskeln führt,
* bei der der Schwung des Körpers dadurch gebremst wird, daß ein Gelenk (z. B. Knie) bis zum Maximum seiner Bewegungsmöglichkeit „durchschlägt", weil die Energie muskulär nicht abgefangen werden kann.

In Kapitel 5.6 wird bei jeder Muskelgruppe auch auf solche Formen nochmals extra hingewiesen. Die bekanntesten der als negativ einzustufenden „Turnvater Jahn"-Übungen seien hier zusammengefaßt:

Krankmacherübungen

Bauchaufzüge mit gestreckten Beinen

Klappmesser   große Rumpfkreise

Kniekreisen   Kopfkreisen

tiefe Kniebeugen   Kopfbrücke

Entengang   Kerze

Gehen auf den Fußaußenkanten   Aushängen mit Partner

Hürdensitz   Schubkarre fahren

Kosakentanz   Bauchwippe

Kniesitz mit Ablegen nach hinten   schnelle Rumpfbeugen

5.6   Praktische Durchführung

Nach den theoretischen Ausführungen der letzten Kapitel soll nun eine Auswahl an praktischen
Beispielen folgen, die sich bewährt haben und unserer Einschätzung nach den Anforderungen an eine
moderne Gymnastik gerecht werden. Die Übungen wurden nach Körperregionen gegliedert. Für jede
Muskelgruppe werden mehrere Kräftigungsübungen beschrieben, an die sich ein Dehnungsprogramm
anschließt. Weiterhin wird auf typische Trainingsformen eingegangen, die entweder überholt sind oder
leicht falsch gemacht werden.

Fuß

Kräftigung:

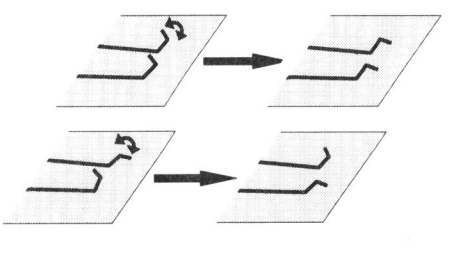

„Zehengrip": Sitz; Zehen beidseits fest öffnen (evtl.
dabei die Zehen auseinanderführen) und schließen,
dann wechselweise (Koordinationsübung!).

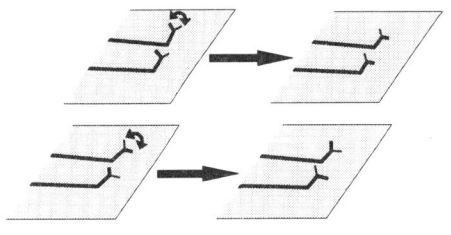

Sitz; große Zehe strecken und andere Zehen anziehen,
dann wechselweise (Koordinationsübung!).

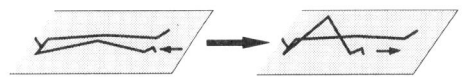

Sitz; mit den Zehen eines Fußes vorwärts- und rück-
wärtskrabbeln.

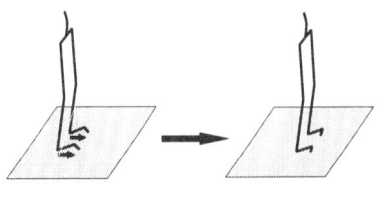

„Raupengang": Stand; mit den Zehen vorwärts greifen, die Ferse nachziehen, auch rückwärts.

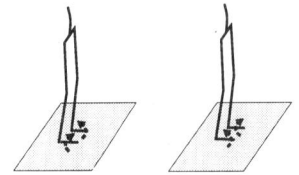

Stand; abwechselnd Fußinnenkante und Fußaußen-
rand nach oben ziehen.

Dehnung:

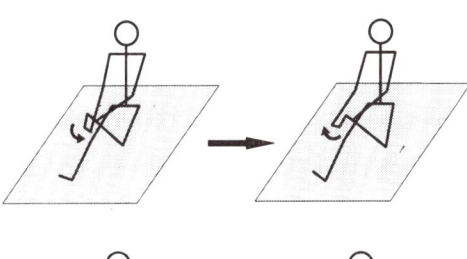

Sitz; ein Bein gestreckt, das andere Bein angezogen darüber geschlagen, mit der gleichseitigen Hand den Fußknöchelbereich festhalten, mit der anderen Hand fest die Zehen vor- und zurückdehnen.

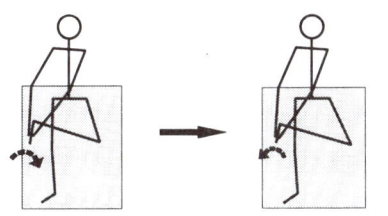

Gleiche Ausgangsposition, beide Hände sind jedoch seitlich am Vorfuß und verdrehen diesen abwechselnd in beide Richtungen.

Negativbeispiel:

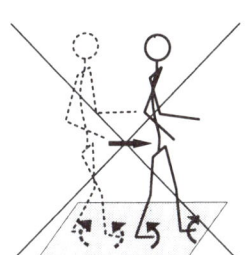

Gehen auf den Fußaußenkanten ohne ausreichenden muskulären Halt des Sprunggelenkes führt zu einer Überdehnung der ohnehin sehr anfälligen Außenbänder. Dies ist für den „Normalbürger" unnötig; wichtiger ist ein Training der stabilisierenden Muskeln (s. o.).

In speziellen Sportarten, in denen die Beinmuskeln sehr gut trainiert werden (z. B. Leichtathletik), kann diese Übung für Mobilisierung und Geschicklichkeit ihren Stellenwert haben.

**Unterschenkel mit Fuß
(Vorderseite)**

Kräftigung:

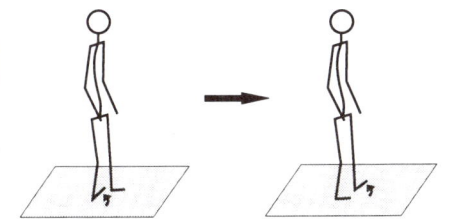

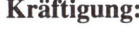

Stand mit leicht gebeugten Knien; Zehen abwechselnd rechts und links nach oben ziehen

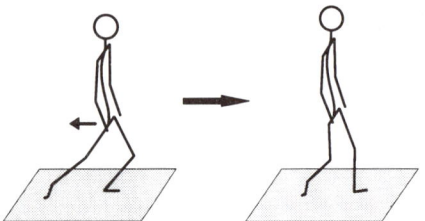

Dehnung:

Stand im Ausfallschritt, beide Knie gebeugt; den Fußrücken des hinteren Beines vorsichtig so weit als möglich auf den Boden legen, dann bis zu den Zehenrücken
abrollen, vorderes Bein dabei langsam strecken und
Gesäß nach hinten nehmen, so daß die Belastung durch
das Körpergewicht auf die Zehen wirkt.

Unterschenkel mit Fuß (Rückseite, Wade)

Kräftigung:

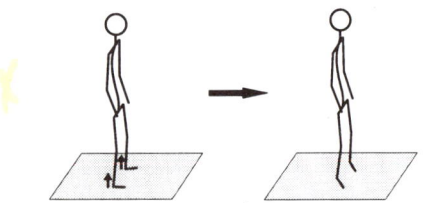

Stand; Körper zum Zehenstand anheben.

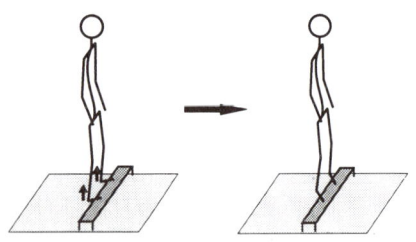

Die effektivste Form dieser Übung ergibt sich, wenn
die Fußballen auf einer Treppenstufe stehen und die
Fersen am Anfang/Ende der Bewegung soweit es geht
unter Stufenniveau abgesenkt werden (am Geländer
festhalten!). Durch Gewichtsverlagerung auf eine Seite läßt sich die Belastung jedes Fußes gut dosieren.

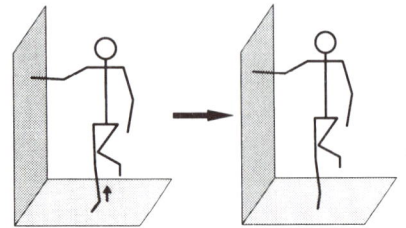

Einbeiniger Zehenstand mit Abstützen an der Wand.

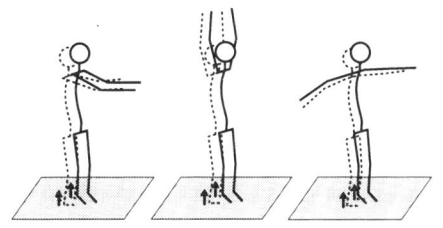

Die Gruppe stellt sich in der Runde auf. Reihum zählt nun jeder einmal bis 10, wobei alle im gleichen Rhythmus in den Zehenstand gehen und die Hände öffnen und schließen; abwechselnd in Vorhalte, über dem Kopf, seitlich.

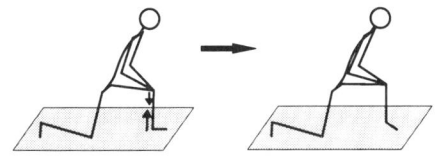

Kniestand im Ausfallschritt; die Hände drücken von oben aufs vordere Knie, während die Ferse abgehoben wird.

Dehnung:

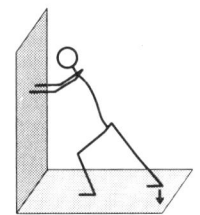

Stand im Ausfallschritt; Abstützen an der Wand; Füße genau nach vorn ausgerichtet, hinteres Bein gestreckt. Nun drückt die hintere Ferse in den Boden, wobei zu beachten ist, daß das Knie wirklich durchgedrückt bleibt. Es wird v. a. die oberflächliche Wadenmuskulatur gedehnt, die Spannung ist Richtung Knie zu spüren.

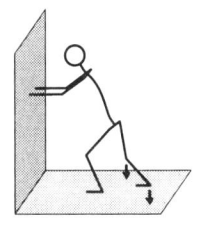

Gleiche Ausgangsposition, das hintere Bein ist diesmal jedoch leicht gebeugt. Es wird nun verstärkt die tiefe Wadenmuskulatur gedehnt, die Spannung wandert Richtung Ferse.

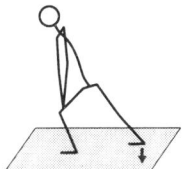

Falls keine Wand zur Verfügung steht, können sich die Arme auch auf dem vorderen Oberschenkel abstützen; aufgrund des sichereren Standes sollte jedoch ein fester Halt bevorzugt werden.

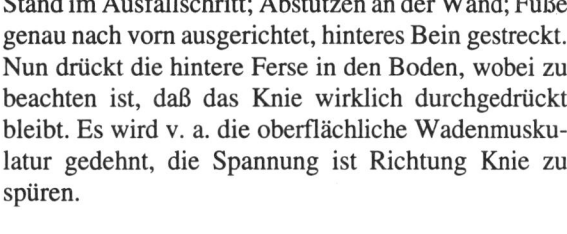

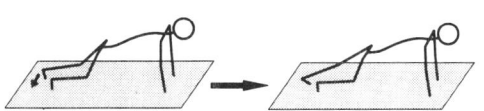

Liegestützposition mit kleiner Schrittstellung; beide Beine leicht gebeugt, das hintere Bein zunehmend strecken und seine Ferse Richtung Boden schieben; auch hier ist die Ausgangsposition unsicherer und die Entlastung durch das vordere Bein schlechter als bei der Grundübung.

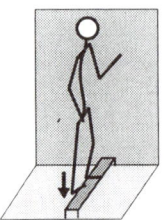

Die beste Dehnung ergibt sich, wenn man das gestreck-te Bein auf eine Stufe stellt und dann durch Nachlassen des Körpergewichtes die optimale Spannung einstellt. Auch hierbei ist auf einen sicheren Stand zu achten.

Kniestrecker
(Oberschenkelvorderseite)

Kräftigung:

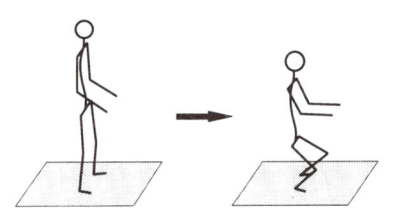

Schulterbreiter Stand, Arme zur Balance nach vorn strecken; langsame Kniebeugen bis in die *halbe Hocke* (Oberschenkel höchstens waagerecht zum Boden). Ei-ne spitze Winkelstellung der Knie sollte bei größeren Belastungen vermieden werden, da es hierbei zu einer unnötigen Quetschung der Menisken kommt. Auch ein „Durchfallenlassen" des Körpers in die Bänder (d. h. ohne muskulären Halt) ist nicht gesundheitsförderlich. Auf eine *achsengerechte Stellung* achten (d. h. die Füße zeigen leicht nach außen, die Knie sind über den Großzehen).

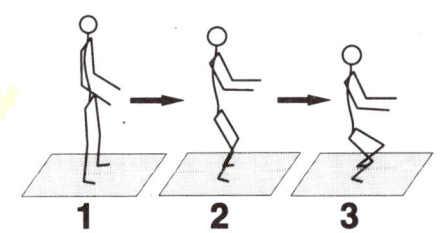

1   2   3

- Auf Kommando Einnehmen einer vorher abgespro-chenen Stellung, die dann einige Zeit gehalten wird (z. B. *1* Ausgangsposition wie bei Kniebeugen, *2* mit leicht gebeugten Knien, *3* Endposition in halber Hocke).

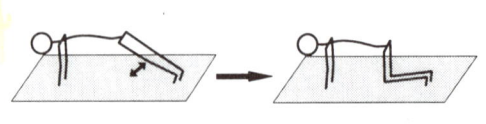

Liegestützposition; die Beine werden rhythmisch ge-beugt und gestreckt.

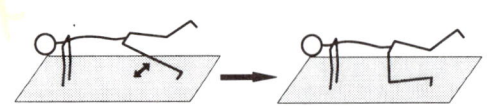

- Dieselbe Übung auf einem Bein für Trainierte.

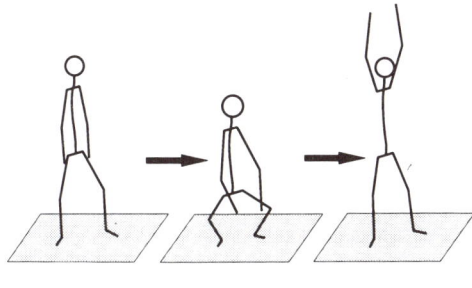

„Gewichtheben": Kniebeugen; dabei werden die Arme mit nach unten zwischen die Füße genommen (aufrechter Oberkörper!) und beim Hochgehen weit über den Kopf geführt.

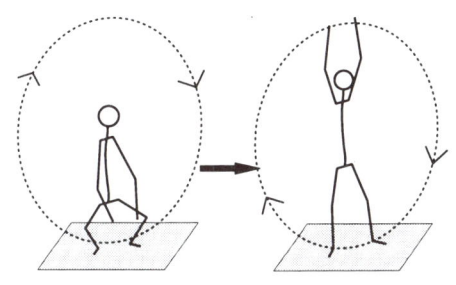

Etwas über-schulterbreiter Stand, Zehen leicht nach außen; mit den Händen einen großen, senkrechten Kreis beschreiben, dabei oben ein- und unten ausatmen, beide Richtungen; nicht in der Wirbelsäule abknicken, sondern statt dessen in die Knie gehen.

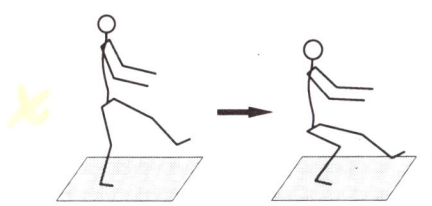

Einbeinige Kniebeugen für Trainierte (s. o.), hierbei besonders auf die muskuläre Stabilisierung achten, keinen spitzen Winkel im Knie einnehmen.

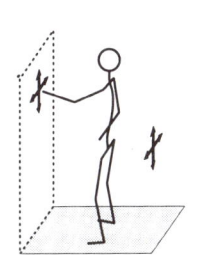

„Fensterputzen": schulterbreiter Stand; eine imaginäre ca. 2 x 2 m große Fensterscheibe wird mit einer Hand zunächst von oben nach unten, dann mit gebeugten Knien von links nach rechts geputzt. Besonders beachten:

- aufrechter Oberkörper, die Bewegung kommt allein aus den Beinen,
- achsengerechte Knie- und Fußstellung.

Durch die Seitwärtsbewegung kommt es auch zur Kräftigung der Ab- und Adduktoren.

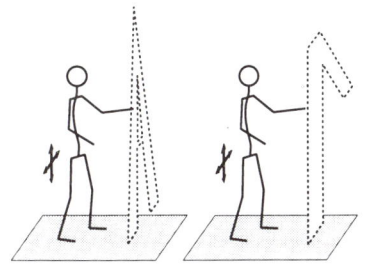

- Buchstaben- oder Zahlenschreiben: ähnlich „Fensterputzen"

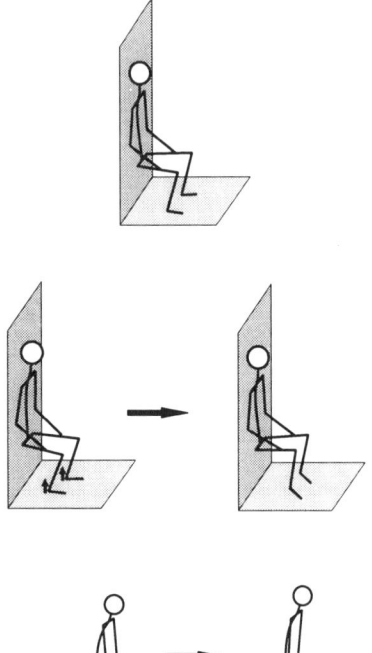

Schulterbreiter Stand; den ganzen Rücken an die Wand drücken, Oberschenkel parallel zum Boden bringen und längere Zeit halten, achsengerechte Knie- und Fußstellung (isometrische Belastung).

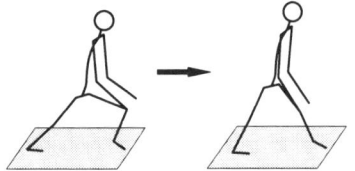

• Ausgangsposition s. o.; die Fersen zum Zehenstand anheben und in dieser Position halten (isometrisch) oder langsam wippen.

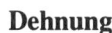

Stand im Ausfallschritt; vorderes Knie über der 2. Zehe, Gewicht auf den Vorfuß bringen und die Ferse vom Boden abheben, die Hand drückt über Kreuz von innen gegen das Knie, welches dagegen hält und abwechselnd gebeugt und gestreckt wird; Rücken stabilisieren.

Dehnung:

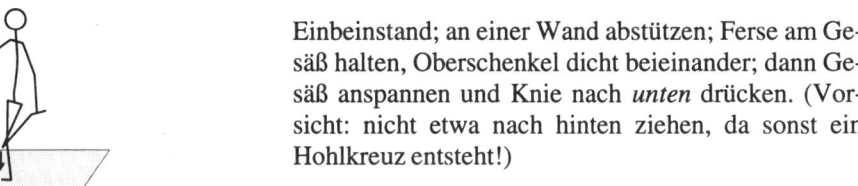

Einbeinstand; an einer Wand abstützen; Ferse am Gesäß halten, Oberschenkel dicht beieinander; dann Gesäß anspannen und Knie nach *unten* drücken. (Vorsicht: nicht etwa nach hinten ziehen, da sonst ein Hohlkreuz entsteht!)

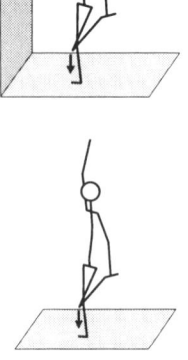

Falls keine Wand zur Verfügung steht, kann auch ein Arm zum Balancieren nach oben gestreckt werden. Eine wirkliche Entspannung des Beines ist aber nur bei einem völlig sicheren Stand möglich.

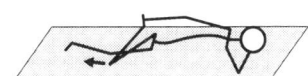

Seitlage; unteres Bein leicht gebeugt, Ferse des oberen Beines am Gesäß, Vorgehen wie bei der Grundübung (s. o.).

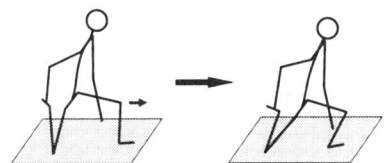

Kniestand im Ausfallschritt; möglichst seitlich abstützen, den hinteren Fußrücken mit der gleichseitigen Hand fassen und dann das Gewicht nach vorne verlagern.

Negativbeispiele:

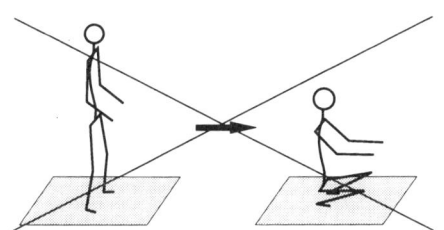

Tiefe Kniebeugen mit spitzem Winkel der Knie

Begründung: Überlastung der Knie, v. a. der Menisken; das Körpergewicht wird nicht durch die Muskulatur aufgefangen.

richtig: Kniebeugen mit höchstens 90° Beugung der Knie.

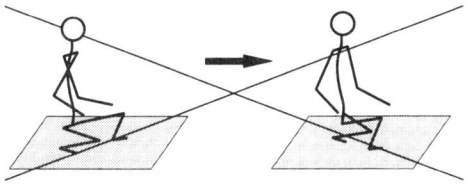

„Entengang" (bzw. „Watschelgang")

Begründung: Überlastung der Knie, v. a. der Menisken, Überdehnung des Bandapparates der Knie

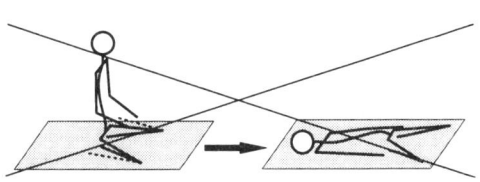

Aus dem Kniesitz (oder Sitz zwischen den Unterschenkeln) völlig nach hinten abliegen.

Begründung: Überlastung der Bandscheiben im hinteren Bereich, starke Hohlkreuzbildung, Überlastung der Knie, v. a. der Menisken.

besser: Abstützen auf den Ellbogen, aber immer noch Kniebelastung.

Kniebeuger
(Oberschenkelrückseite)

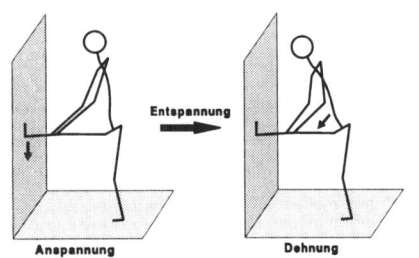

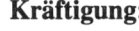

Kräftigung + Dehnung (CRS):

Einbeinstand; eine Fußsohle an der Wand, das Bein waagerecht zum Boden;

- *Anspannung:* Bein gegen die Kraft der unter dem Unterschenkel gefalteten Hände isometrisch nach unten drücken,
- *kurze Entspannung,*
- *Dehnung:* den aufrechten (!) Oberkörper in Richtung Bein bewegen.

Kräftigung:

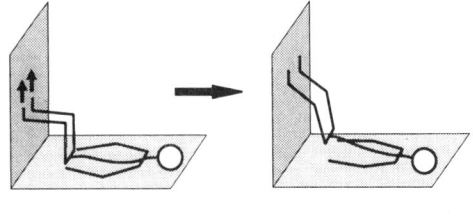

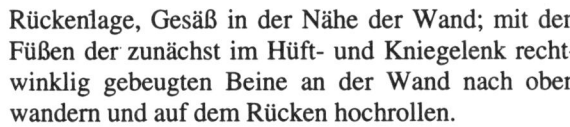

Rückenlage, Gesäß in der Nähe der Wand; mit den Füßen der zunächst im Hüft- und Kniegelenk rechtwinklig gebeugten Beine an der Wand nach oben wandern und auf dem Rücken hochrollen.

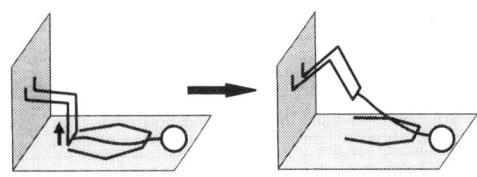

Rückenlage; beide Füße an einer Wand, Unterschenkel parallel zum Boden, Gesäß anheben, bis der Oberkörper und die Oberschenkel eine Linie bilden; auch Kräftigung der Hüftstrecker.

Dehnung:

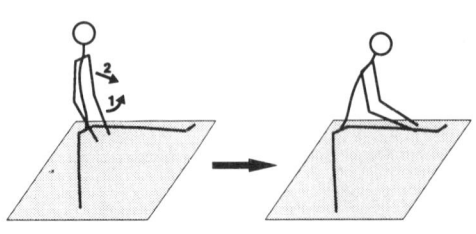

Sitz; bei gegrätschten gestreckten Beinen wird die Wirbelsäule aufgerichtet und der Oberkörper in Richtung eines Beines gedreht. Dann leichtes Vorneigen auf das Bein mit dem Eigengewicht des aufrechten Oberkörpers (leichte Beckenkippung); der Blick ist hierbei nicht auf das Knie, sondern zur gegenüberliegenden Wand oder zum gegenübersitzenden Übungspartner gerichtet. Dehnung auch der Adduktoren und des Rückens.

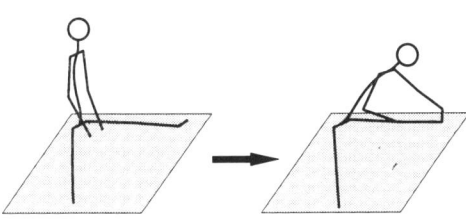

• *Steigerung für Geübte:* Über den Fuß fassen und dabei Knie mit der anderen Hand nach unten drük-ken (zusätzliche Dehnung der Wade).

Achtung: wenn bei mangelnder Dehnbarkeit trotzdem der Ehrgeiz besteht, mit den Händen die Zehen zu greifen, um sich so nach unten zu ziehen, kommt es zwangsläufig zu einer starken Verbiegung der Wirbel-säule, was nicht Sinn dieser Übung ist.

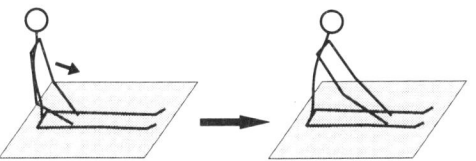

Sitz; gestreckte Beine geschlossen, nur leichtes Vor-neigen unter Vorführen der Arme auf die Beine mit dem Eigengewicht des aufrechten Oberkörpers (s. o.); Dehnung auch des Rückens.

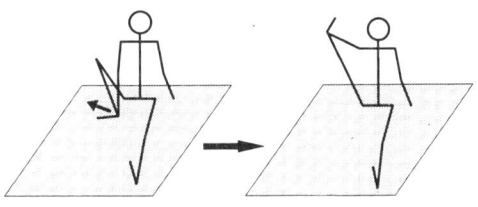

Sitz; mit einer Hand seitlich abstützen, mit der anderen je nach Beweglichkeit die Ferse oder den Knöchel des Fußes der gleichen Seite fassen und das Bein strecken.

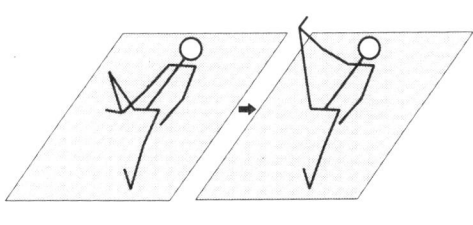

• Dieselbe Bewegung ist auch in Rückenlage möglich (etwas einfacher).

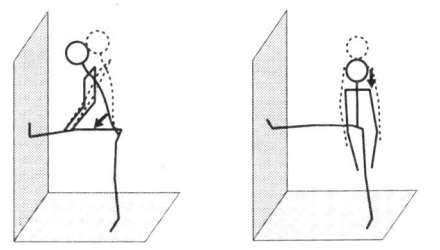

Einbeinstand; eine Fußsohle an der Wand, das Bein waagerecht zum Boden; mit aufrechtem Oberkörper (d. h. geradem Rücken) abwechselnd in Richtung an-gelehntes Bein und Standbein vorneigen.

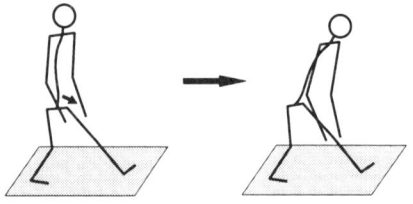

Stand im Ausfallschritt; hinteres Bein leicht gebeugt, vordere Ferse bei gestrecktem Bein aufgestellt; dann Gesäß nach hinten nehmen und den aufrechten Oberkörper im Becken langsam in Richtung vorderes Bein abkippen.

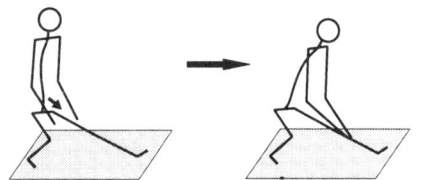

• *Erschwerte Ausgangsposition:* Stand im Ausfallschritt; hinteres Bein stark·gebeugt (oder auch ganz auf die hintere Ferse absitzen), vordere Ferse bei gestrecktem Bein aufgestellt, den aufrechten Oberkörper sanft mit seinem Eigengewicht auf das gestreckte Bein zu neigen.

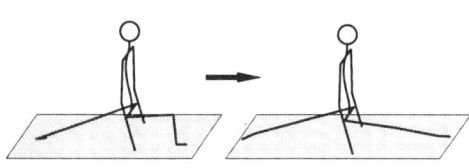

Für Geübte: Stand im weiten Ausfallschritt; seitlich zur Stabilisierung abstützen, vordere Bein strecken. Dann den hinteren Fußrücken auf den Boden ablegen und mit gestreckten Beinen ins Spagat rutschen. Da der Oberkörper aufrecht bleiben sollte, ist eine sehr gute Dehnbarkeit der gesamten Bein- und Hüftmuskulatur Voraussetzung. Auch Dehnung der Hüftbeuger.

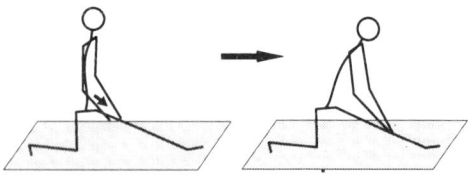

Kniestand im Ausfallschritt; vorderes Bein gestreckt, den aufrechten Oberkörper langsam Richtung vorderes Bein beugen;

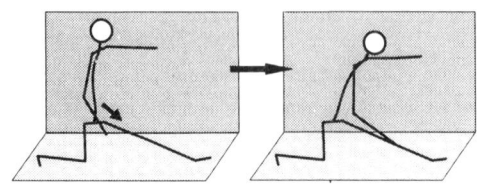

• evtl. mit einer Hand seitlich an der Wand abstützen, um durch eine stabile Stellung eine bessere Entspannung zu erreichen.

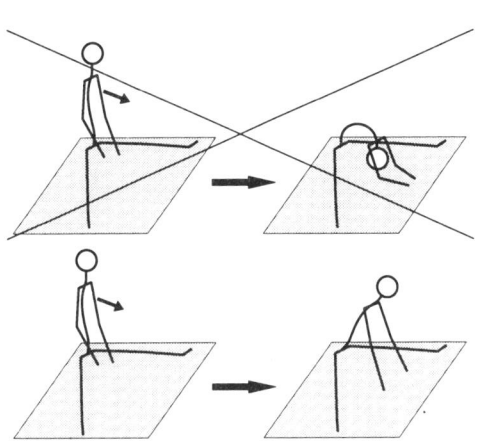

Negativbeispiel:

Schnelles Rumpfbeugen im Sitzen, Nase auf den Boden.

Begründung: Starke Rundrückenbildung, da die Bewegung so nur aus der Wirbelsäule gemacht wird, dadurch Überlastung der Bandscheiben im vorderen Bereich, Überdehnung der hinteren Längsbänder der Lendenwirbelsäule, keine kontrollierte Bewegung.

richtig: Bei gegrätschten und gestreckten Beinen Aufrichten der Wirbelsäule, dann Vorneigen des Rumpfes und Vorführen der Arme zwischen die Beine mit dem Eigengewicht des *aufrechten* Oberkörpers; Blick geradeaus. Ohne die Ausweichbewegung des runden Rückens ist meist nur eine geringe Neigung nach vorn möglich, worauf aufmerksam gemacht werden muß, häufige Korrekturen!

Adduktoren
(Oberschenkelinnenseite)

Kräftigung + Dehnung (CRS):

Sitz; aufrechter Oberkörper, Fußsohlen gegeneinander, Ellbogen innen an den Knien, Hände an den Fußknöcheln;

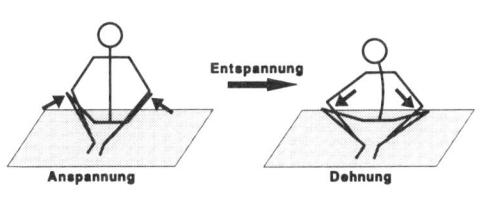

* *Anspannung:* Druck der Knie gegen den Widerstand der Arme nach innen (isometrisch),
* *kurze Entspannung,*
* *Dehnung:* Knie mit den Ellbogen Richtung Boden drücken, Beine entspannt.

Rückenlage; gestreckte Beine;

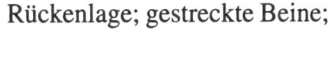
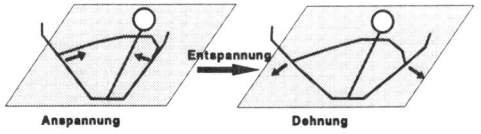

* *Anspannung:* Druck der Knie nach innen gegen den Widerstand der Arme (isometrisch),
* *kurze Entspannung,*
* *Dehnung:* mit den Händen die Knie nach außen drücken.

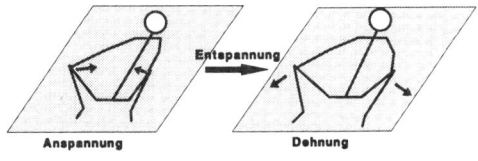

Rückenlage; gebeugte Beine;

* *Anspannung – Entspannung – Dehnung* s. o.

Gegrätschter Stand, gestreckte Beine; den *aufrechten* Oberkörper nach vorn neigen, bis sich die Hände am Boden abstützen und den größten Teil des Körpergewichts halten; die Beine so weit auseinandernehmen, daß eine Spannung entsteht;

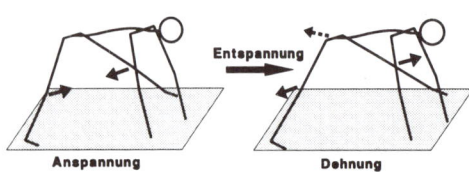

- *Anspannung:* die Beine zusammendrücken, ohne sie jedoch zu bewegen (isometrisch),
- *kurze Entspannung,*
- *Dehnung:* Stand etwas verbreitern oder/und Gesäß nach hinten schieben.

Vierfüßlerstand; die Knie so weit auseinanderbewegen, daß eine Spannung entsteht;

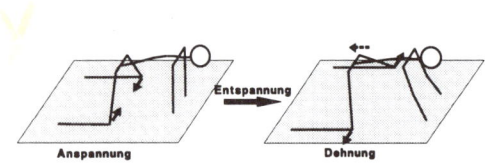

- *Anspannung:* die Knie am Boden zusammendrücken, ohne sie jedoch zu bewegen (isometrisch),
- *kurze Entspannung,*
- *Dehnung:* Beine etwas weiter auseinandernehmen oder/und Gesäß nach hinten schieben.

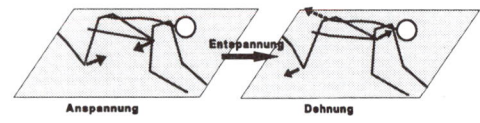

- Dieselbe Vorgehensweise aus dem Ellbogenstütz.

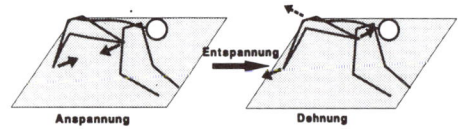

- Dieselbe Vorgehensweise mit einander berührenden Fußsohlen.

Kräftigung:

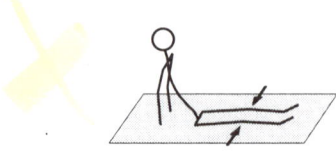

Sitz; gestreckte Beine gegeneinander drücken (isometrisch).

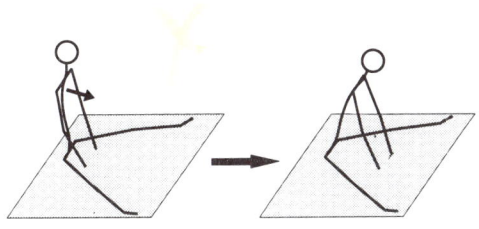

Dehnung:

Sitz; bei gegrätschten gestreckten Beinen Aufrichten der Wirbelsäule, nur leichtes Vorneigen und Beckenkippung mit dem Eigengewicht des aufrechten Oberkörpers; Blick nicht in Richtung Knie, sondern zur gegenüberliegenden Wand oder zum gegenübersitzenden Übungspartner; auch Dehnung der Kniebeuger und des Rückens.

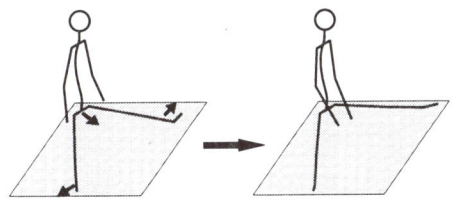

Um die Dehnung der Adduktoren noch zu verstärken, kann man mit den rechts und links hinter dem Körper aufgestellten Händen/Fäusten das Gesäß noch etwas nach vorn schieben.

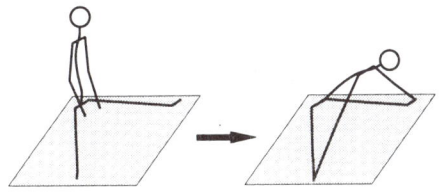

Für Geübte: Über beide Füße fassen und den (immer noch gestreckten!) Oberkörper nach vorne bringen. Blick weiter geradeaus.

Achtung: Wenn dies bei mangelnder Dehnbarkeit gemacht wird, ist die Übung aufgrund der fehlenden Entspannung nicht mehr effektiv.

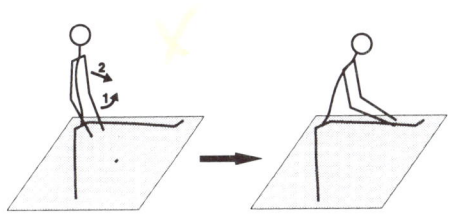

Drehung des Oberkörpers auf ein Bein zu und gezieltes Vorneigen in diese Richtung (s. „Kniebeuger").

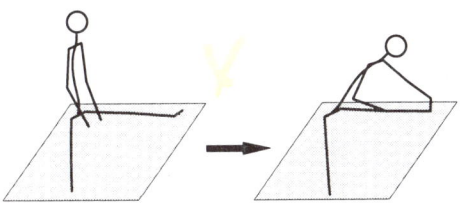

- *Für Geübte:* Bei derselben Übung über den Fuß fassen und dabei das Knie mit der anderen Hand nach unten drücken (s. „Kniebeuger").

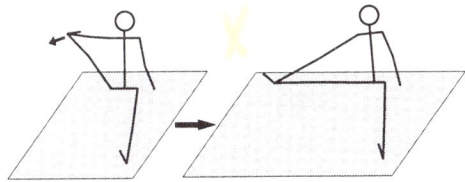

Sitz; mit einer Hand seitlich abstützen, mit der anderen Hand das Bein an Ferse oder Knöchel fassen (je nach Beweglichkeit), strecken und nach seitlich führen.

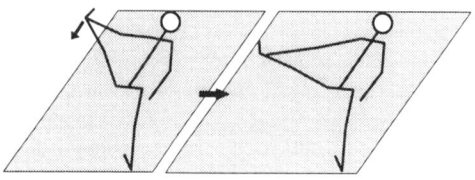

• Dieselbe Übung ist auch in Rückenlage möglich.

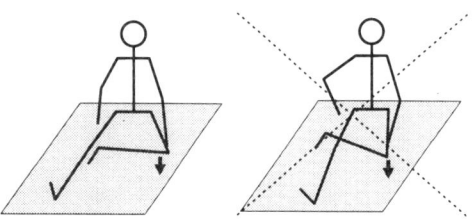

Sitz; die Fußsohle des einen, angezogenen Beines an das Knie des gestreckten Beines legen, dann das gebeugte Knie zu Boden drücken.

Vorsicht: Wenn der Fuß auf das andere Bein aufgelegt wird, erreicht man zwar eine stärkere Dehnung, es kommt jedoch auch zu einer stärkeren Belastung der Menisken im Knie.

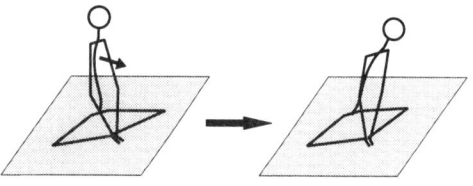

Sitz; die Fußsohlen der gebeugten Beine berühren sich; die Hände umfassen die Füße, der aufrechte Oberkörper (Blick geradeaus!) wird zwischen den Knien nach vorn gezogen.

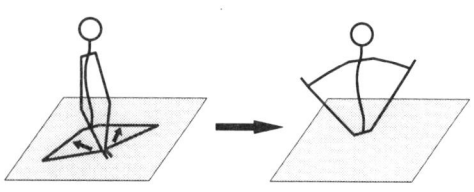

Für Geübte: Sitz; aufrechter Oberkörper, Beine angezogen, Hände fassen je nach Dehnbarkeit die Fersen oder Knöchel, dann die Beine vom Boden abheben und strecken, ohne umzufallen. Aufgrund der gleichzeitig notwendig Stabilisierungsbewegungen ist keine völlige Entspannung möglich. Schwierige Koordinationsübung.

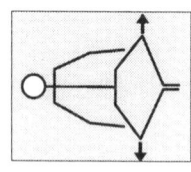

Rückenlage; die Fußsohlen der gebeugten Beine berühren sich, die Knie nach außen fallen lassen; durch das Eigengewicht der Beine erfolgt eine sanfte Dehnung, die durch Anspannen der Gesäßmuskulatur verstärkt werden kann.

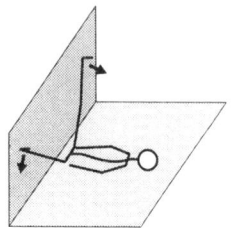

Rückenlage; angehobene Beine dicht an einer Wand grätschen, Dehnung durch das Eigengewicht.

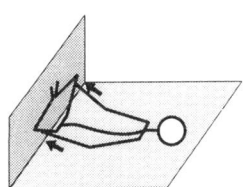

Rückenlage; die angehobenen, einander berührenden Fußkanten an eine Wand anlegen und dann die Knie mit den Händen auseinanderdrücken.

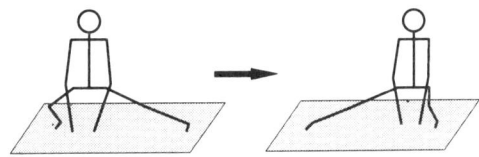

Gegrätschter Stand; ein Bein ganz beugen, das andere gestreckt lassen, *beide Füße zeigen nach vorn*, die Fußsohlen sind (soweit möglich) auf dem Boden. Mit den Händen bei aufrechtem Oberkörper am Boden abstützen, um der Beinmuskulatur die Entspannung zu ermöglichen.

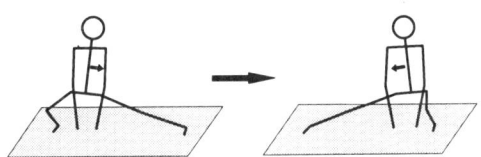

- *Steigerung:* Das Gewicht des Oberkörpers sanft auf das gestreckte Bein bringen; keine Ausweichbewegung.

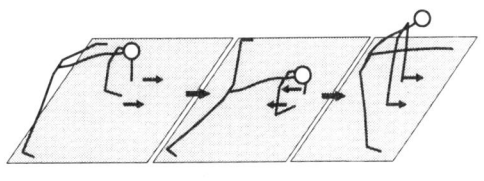

Für Geübte: gegrätschter Stand mit gestreckten Beinen, den aufrechten Oberkörper nach vorn neigen, bis sich die Hände am Boden abstützen und den größten Teil des Körpergewichts halten (Kräftigung der Arme); die Beine so weit auseinanderbewegen, daß eine Spannung entsteht.
Nun mit den Händen bei gestrecktem Rücken nach vorn und zwischen den Beinen nach hinten wandern; jeweils am Endpunkt kurz halten, um die Spannung wirken zu lassen; die Beine nach jeder Wanderung etwas weiter öffnen. Kein Rundrücken und kein Hohlkreuz!

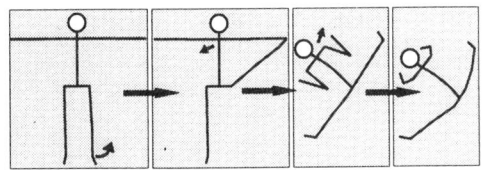

Für Geübte: Bauchlage, Arme ausgebreitet; ein Bein schwingt zur Hand derselben Seite nach vorn; dann drückt man sich mit den Armen ins Querspagat hoch. Spannung etwas halten. Rücken gerade!

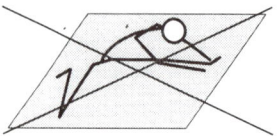

Negativbeispiel:

„Hürdensitz", d. h. man sitzt auf dem Boden und hat ein Bein in angewinkeltem Zustand vollständig hinter dem Körper abgelegt.

Begründung: Überlastung des Außenmeniskus, Überdehnung des Knieinnenbandes.

Adduktoren, Abduktoren, Gesäß (OS-Innenseite, OS-Außenseite)

Kräftigung

(Das Training von Ab- und Adduktoren geschieht häufig in kombinierten Übungen):

Seitlage; Körper seitlich ganz abgelegt, unteres Bein gestreckt oder leicht gebeugt, oberes Bein gestreckt;

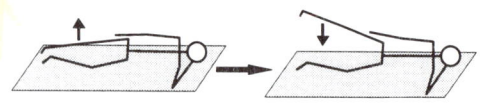

- Abduktoren: das obere Bein gestreckt anheben, die äußere Fußkante zeigt nach oben;

- Adduktoren: das untere Bein gestreckt anheben, die innere Fußkante zeigt nach oben;

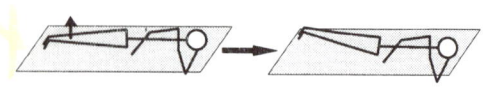

- Abduktoren, Adduktoren, seitlicher Rumpf: mit dem oberen Arm abstützen, dann beide Beine seitlich anheben;

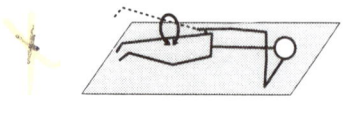

- Abduktoren, Gesäß: das obere Bein gestreckt kreisen;

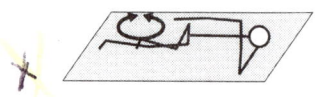

- Abduktoren, Gesäß: mit dem oberen Bein fahrradfahren;

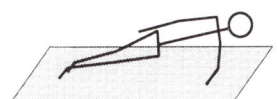

• *erschwerte Ausgangsposition:* seitlicher Ellbogenstütz, die andere Hand liegt auf der Hüfte; der Oberkörper und die gestreckten Beine bilden eine Linie;
gleichzeitig Kräftigung der Hüft- und Rumpfstabilisatoren;

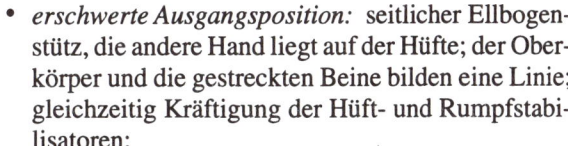

• *Ausgangsposition für Trainierte:* mit dem gestreckten Arm seitlich abstützen, die andere Hand kann
leicht beim Abstützen helfen oder wird auf die Hüfte
gelegt; Oberkörper und gestreckte Beine bilden eine
Linie; gleichzeitig Kräftigung der Hüft- und Rumpfstabilisatoren.

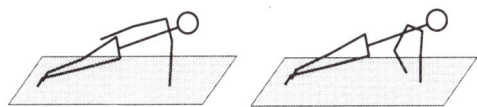

Gegrätschter Stand; langsame Gewichtsverlagerung
mit geradem Rücken. Die Knie zeigen immer leicht
nach außen; nicht zu stark beugen, da diese Übung
keine Dehnübung ist; auch Kräftigung der Kniestrek-
ker.

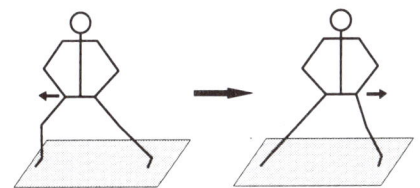

Schulterbreiter Stand mit gebeugten Knien; auf die
Fußballen hochgehen, mit aufrechtem Oberkörper vor-
beugen; beide Knie drücken gegen den Widerstand der
Arme nach außen und nach innen (isometrisch).

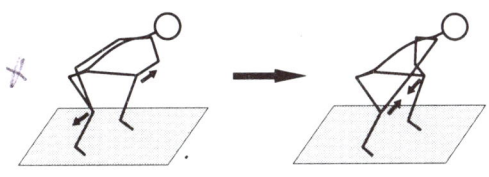

Sitz; angezogene Beine, die Knie gegen Widerstand
der Hände nach außen und innen drücken (isometrisch).

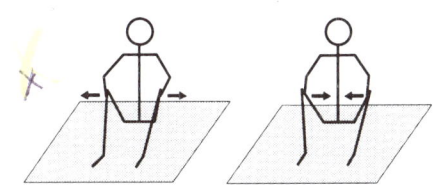

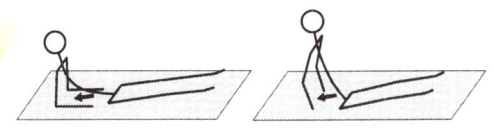

Sitz; Abstützen der Hände/Ellbogen hinter dem Gesäß,
Wirbelsäulenaufrichtung (d. h. Bauch anspannen, kein
Hohlkreuz), dann:

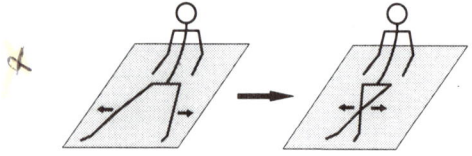

• Beine grätschen und überkreuzen;

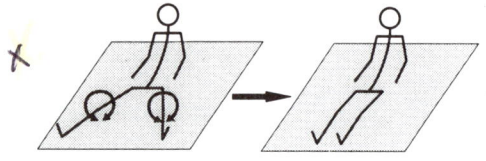

• Beine gegeneinander kreisen;

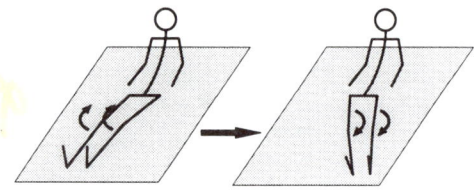

• Beine miteinander kreisen;

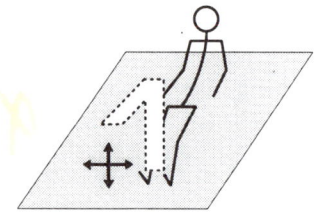

• Zahlen schreiben mit geschlossenen Beinen (1 - 10).

Bei diesen Übungen kommt es auch zur Anspannung der Bauchmuskeln und der Hüftbeuger. Sie sollen nur von Trainierten ausgeführt werden, die aufgrund einer kräftigen Rumpfmuskulatur die Beine in der Luft halten können, ohne dabei ins Hohlkreuz zu geraten.

Negativbeispiel:

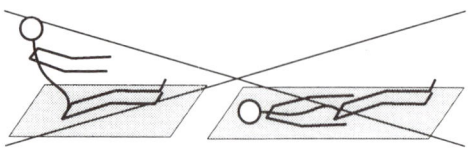

Beinarbeit (s. o.) ohne Abstützen der Arme bzw. aus der Rückenlage.

Begründung: Bei unzureichender Bauchmuskulatur kommt es durch den langen Hebel der Beine leicht zur Hohlkreuzbildung.

richtig: Mit den Armen bzw. Ellbogen abstützen und den Rücken nach hinten herausdrücken. Die Beine dürfen nur soweit gestreckt werden, daß sie noch gut muskulär gehalten werden können.

Abduktoren (Oberschenkelaußenseite), Gesäß

Kräftigung:

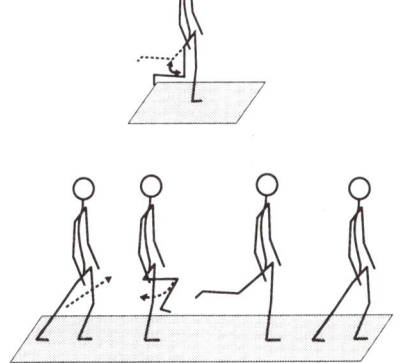

Einbeinstand, Unterschenkel angezogen; dann das Knie seitlich bis in die Waagerechte anheben.

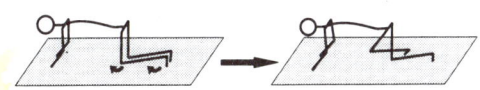

Stand, ein Bein nach hinten abgestellt; das hintere Knie in einer großen Schleifenbewegung nach vorn – oben – seitlich schwingen und das Bein wieder absetzen.

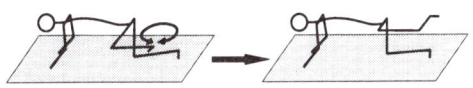

„**Hundeübung**": Vierfüßlerstand; ein Bein bei gebeugter Hüfte und gebeugtem Knie seitlich in die Horizontale anheben;

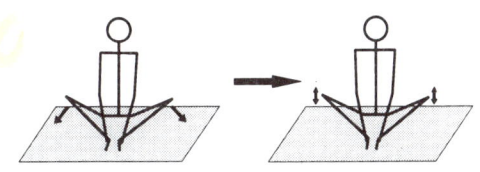

• aus der „Hundestellung" das Bein seitlich kreisen (waagerecht fahrradfahren).

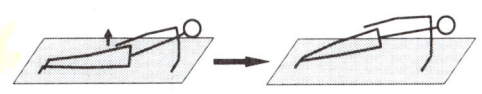

Sitz; die Fußsohlen der gebeugten Beine berühren sich; die Hände umfassen die Füße, die Knie werden ohne Hilfe der Arme Richtung Boden gedrückt, anschließend langsam locker lassen, die Knie sanft federn.

Seitlage im Ellbogenstütz; die Hüfte wird vom Boden abgehoben, bis der Oberkörper und die Beine eine Linie bilden; auch Kräftigung der seitlichen Bauchmuskulatur und Rumpfseite.

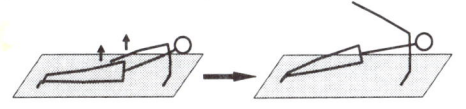

• Erschwerte Form mit gleichzeitigem Anheben des oberen Armes beim Abheben der Hüfte

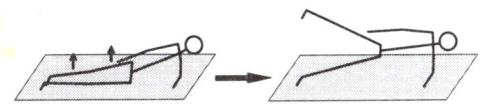

• oder mit gleichzeitigem Anheben des oberen Beines, Fußkante zeigt nach oben.

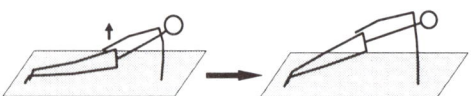

• *Steigerung:* Mit gestrecktem Arm seitlich abstützen; die andere Hand kann leicht mithelfen oder wird auf die Hüfte gelegt. *Achtung:* Das Becken soll während der Übung nicht vollständig abgelegt sondern in der Schwebe gehalten werden.

(s. a. oben: „Adduktoren, Abduktoren, Gesäß")

Dehnung:

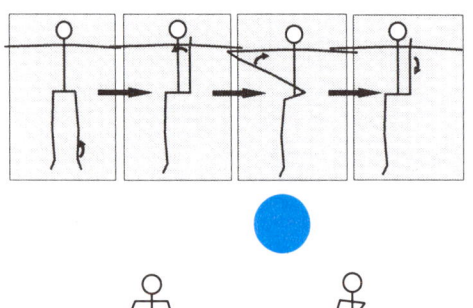

Rückenlage, beide Beine strecken; jeweils ein Bein anheben und ohne Schwung zum gegenseitigen Arm führen, dann wieder nach oben und ab. Hierbei sollen die Schultern auf dem Boden bleiben; auch Dehnung des Rückens und der Gesäßmuskulatur (Drehdehnen).

Sitz; das angezogene Bein neben das Knie des gestreckten Beines setzen und mit der Hand kräftig auf die Gegenseite drücken; die andere Hand stützt sich am Boden ab. Das Becken sollte möglichst am Boden bleiben (Drehdehnen).

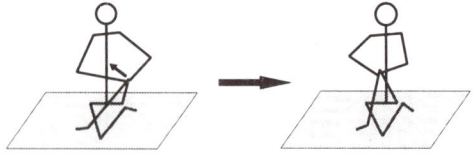

Ein Bein wird untergeschlagen und vollständig auf dem Boden abgelegt, so daß man einen sicheren Sitz hat. Das andere Bein wird nun jenseits des Knies abgesetzt und Richtung gegenüberliegender Schulter gezogen. Starke Dehnung der Abduktoren.

Hüftbeuger

Kräftigung:

ist nicht notwendig (s. funktionelle Anatomie).

Dehnung:

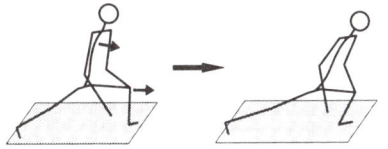

Kniestand im Ausfallschritt; evtl. seitlich abstützen, um eine völlige Entspannung zu erreichen, Hüfte nach vorn schieben und den aufrechten Oberkörper leicht nach vorn beugen.

Alternative: hinteres Bein gestreckt, dabei ist jedoch keine völlige Entspannung möglich.

Hüftstrecker

Kräftigung + Dehnung (CRS):

Rückenlage; unteres Bein wird gestreckt (und evtl. an einer Sprossenwand eingehakt), oberes Bein angewinkelt, Kopf während der Übung am Boden lassen;

* *Anspannung:* Oberschenkel gegen den Widerstand der Hände nach vorn drücken (isometrisch),
* *kurze Entspannung,*
* *Dehnung:* Oberschenkel an den Brustkorb ziehen.

Eine völlige Entspannung ist nur möglich, wenn das obere Bein gebeugt wird.

Kräftigung:

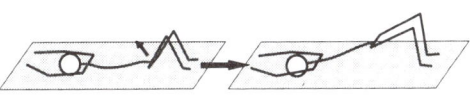

Rückenlage, Arme nach oben ablegen, Beine angezogen, Fersen am Gesäß; langsam zur Nackenbrücke hochrollen, Schultergürtel liegt auf, Oberschenkel und Körper bilden eine Linie; beim Ablegen Wirbel für Wirbel abrollen, bis die ganze Wirbelsäule am Boden erspürt wird, kurz halten; auch Kräftigung der Hüft-, Rumpfstabilisatoren, Oberschenkel-, Gesäß- und Rückenmuskulatur.

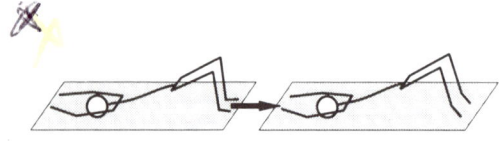

- *Für Trainierte:* In der Endposition auf die Zehen hochgehen.

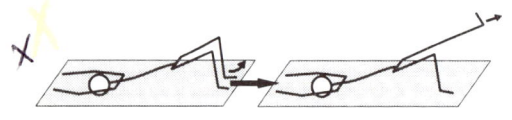

- Aus der Endposition ein Bein strecken, dessen Ferse herausschieben, Oberschenkel parallel.

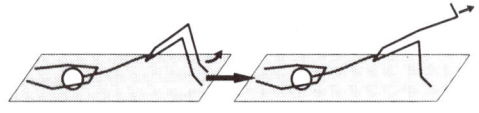

- *Für Trainierte:* Nach dem Hochgehen auf die Zehen ein Bein strecken.

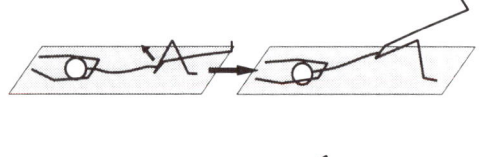

- *Für Trainierte:* Ein Bein strecken, den Körper nur mit dem anderen Bein hochdrücken.

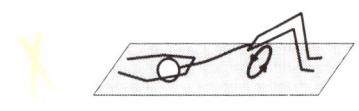

- In die Nackenbrücke gehen, dann das Becken nach links und rechts kreisen.

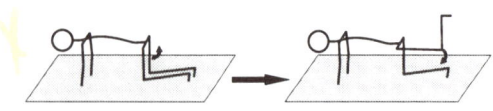

Vierfüßlerstand; ein weiterhin gebeugtes Knie nach hinten hochführen, bis der Oberschenkel mit dem Rumpf eine Linie bildet.

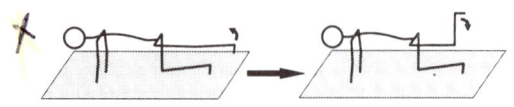

Vierfüßlerstand; ein Bein gestreckt, Unterschenkel beugen und strecken, Knie oben halten; auch Kräftigung der Kniebeuger.

(s. a. unten: „Oberschenkel, Hüft-, Rumpfstabilisatoren, Rücken")

Dehnung:

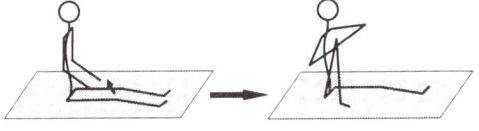

Sitz; Knie an die Brust ziehen.

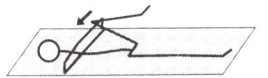

Rückenlage; ein Bein strecken und evtl. das Knie durch einen Partner festhalten lassen (um eine Ausweichbewegung im Becken zu verhindern), dann das andere Knie zur Brust ziehen.

Oberschenkel, Hüft-, Rumpfstabilisatoren, Rücken

Kräftigung:

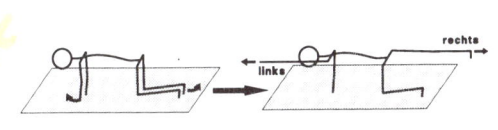

Vierfüßlerstand; Kopf in Verlängerung des Rückens, Blick nach schräg vorn unten; gegengleiches Ausstrecken von Arm und Bein, dabei die Handfläche weit nach vorn und die Ferse des anderen Bein weit nach hinten herausschieben; auch Kräftigung der Armmuskulatur.

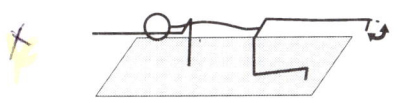

- Intensives Anziehen und Strecken des Fußes des gestreckten Beines, dabei die Spannung im Rücken halten.

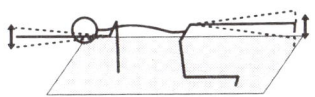

- Leichtes Wippen des ausgestreckten Armes und Beines v. a. *nach oben*, dabei nicht ins Hohlkreuz fallen.

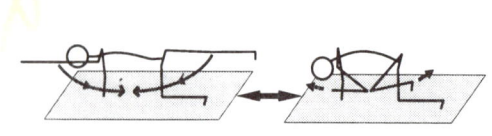

- Aus der Grundstellung heraus Ellbogen und Knie des gestreckten Armes und Beines zusammenbringen, dann wieder ausstrecken. Die Betonung dieser Übung liegt hierbei in der *Streckbewegung*. Kein Hohlkreuz!

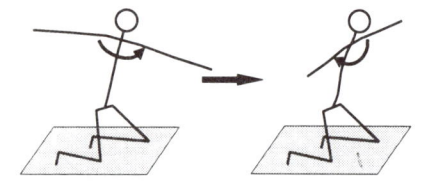

Schulterbreiter Kniestand, Arme seitlich; Vorneigung der geraden Wirbelsäule, dann Oberkörper zur Seite drehen, dabei Kopf mitnehmen; auch Kräftigung der Rotatoren.

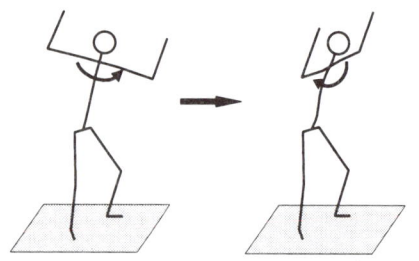

Schulterbreiter Stand, gebeugte Knie, Arme seitlich abwinkeln (Oberarme waagerecht, Handflächen zeigen nach innen) und die Ellbogen nach hinten nehmen; dann die aufrechte Wirbelsäule vorneigen und den Oberkörper drehen; auch Kräftigung der Rotatoren.

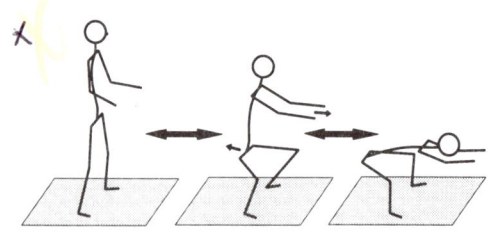

Schulterbreiter Stand, Knie leicht gebeugt; mit aufrechtem Oberkörper langsam in die Knie gehen, dann die Arme nach vorn nehmen und den Rumpf vorbeugen; dabei das Gesäß nach hinten schieben und Wirbelsäule und Arme strecken, Blick nach schräg unten; einige Zeit halten. Rückkehr in die Ausgangsposition auf umgekehrtem Weg.

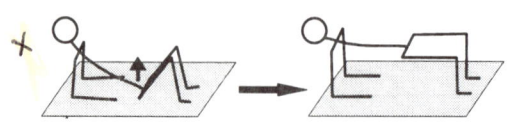

Sitz; Ellbogen hinter dem Körper aufgestützt, Beine angezogen, Hüfte nach oben schieben, so daß Oberkörper und Oberschenkel eine Linie bilden, Kopf zurücknehmen.

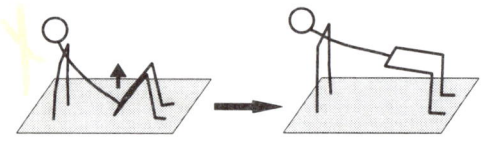

- *Ausgangsposition für Trainierte:* Hände hinter dem Körper aufstützen, Arme gestreckt.

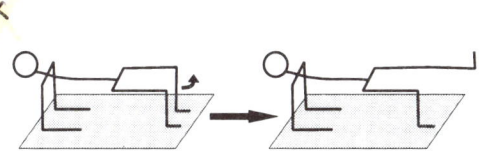

- *Steigerung:* Aus der Endposition ein Bein beugen und strecken, ohne dabei die Hüfte absinken zu lassen.

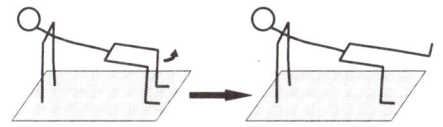

- Auf den Händen abgestützt in selber Weise ein Bein strecken, Hüfte oben halten.

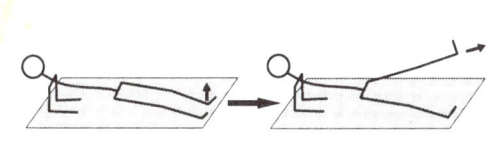

Rückwärtiger Ellbogenstütz, Schulterblätter nach hinten und unten zusammendrücken (den Körper nicht absinken lassen), Oberkörper und Beine bilden eine Linie; ein Bein gestreckt anheben und senken, Ferse dabei herausschieben; auch Kräftigung der Gesäß- und Bauchmuskulatur.

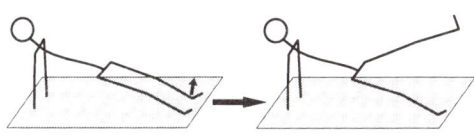

- *Ausgangsposition für Trainierte:* Hände hinter dem Körper aufstützen, Arme strecken.

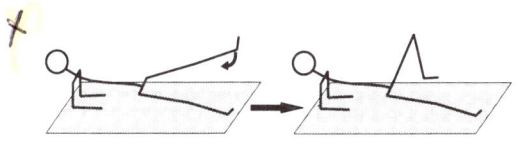

- Dieselben Ausgangspositionen; ein Bein beugen und strecken.

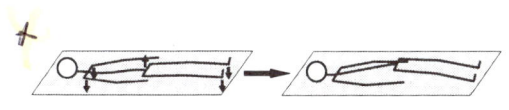

„Rückenwölben“: Rückenlage; Fersen und Schulterblätter in den Boden drücken, den dazwischenliegenden Körper gestreckt (wenig) vom Boden abheben; auch Kräftigung der rückwärtigen Beinmuskulatur.

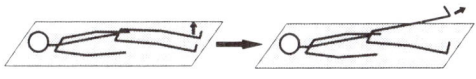

- *Für Trainierte:* In der Endposition ein Bein gestreckt vom Boden abheben, Ferse herausschieben.

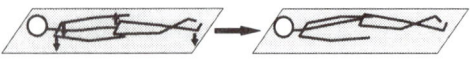

- *Steigerung:* Ein Bein gestreckt über das andere schlagen, nur die untere Ferse in den Boden drücken und den Körper von der Unterlage abheben.

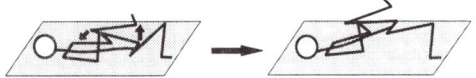

Rückenlage; beide Beine angezogen, eines mit dem Knie zur Brust ziehen, dann das Gesäß vom Boden hochstemmen.

(s. a. oben: „Hüftstrecker"; s. a. unten: „Rücken")

Gerade Bauchmuskeln

Kräftigung:

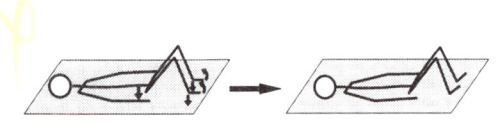

Rückenlage, angewinkelte Knie, Fersen aufgestellt; Zehen anziehen, Gesäß zusammenkneifen, Arme neben dem Körper, gesamten Rücken, v. a. Lendenwirbelsäule, in den Boden drücken, Bauch anspannen (isometrisch).

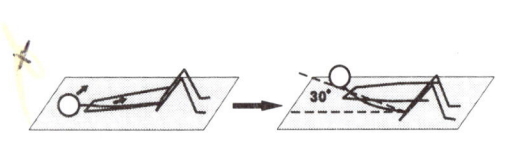

Bauchaufzüge (richtige Ausführung): Rückenlage, angewinkelte Knie, Fersen aufgestellt; Gesäß zusammenkneifen, Arme nach vorn schieben, *langsames* Aufrichten des Oberkörpers (ohne Schwung), dabei zunächst den Kopf anziehen und dann den Oberkörper aufrollen, bis sich die Schulterblätter vom Boden abheben; Anheben des Oberkörpers nur bis etwa 30° (d. h. bis man zwischen den Beinen hindurchschauen kann).

1 2 3 4 5 ➡ halten ➡ ablegen

- Zwischen den einzelnen Bauchaufzügen den Oberkörper nicht vollständig ablegen, bei jedem 5. Mal die Spannung mehrere Sekunden halten, dann kurz entspannen.

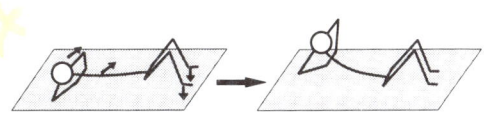

- *Für Trainierte:* Hände im Nacken.

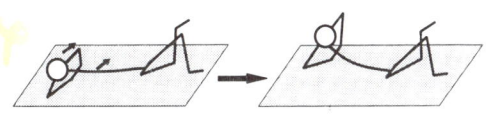

- *Steigerung:* Mit überkreuzten Beinen.

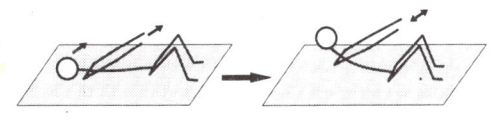

- Die gestreckten Arme nach schräg oben schieben und die Spannung halten, dann leicht nach oben wippen (Achtung: dabei keinen Schwung holen, sondern aus der Vorspannung heraus die Arme noch etwas weiter nach vorn drücken); auch nach links und rechts.

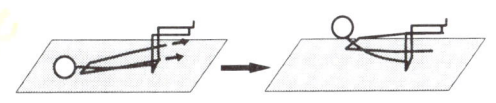

„Crunches": Rückenlage, Beine rechtwinklig angewinkelt in der Luft; Handflächen mit gestreckten Armen nach vorn schieben, bis der Oberkörper abhebt;

- auch mit Hilfsmitteln möglich (z. B. Unterschenkel auf einem Kasten oder Stuhl ablegen).

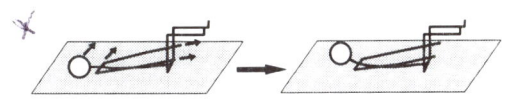

- Evtl. nur Kopf und Schulter abheben.

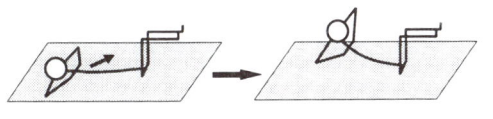

- *Für Trainierte:* Hände in den Nacken legen.

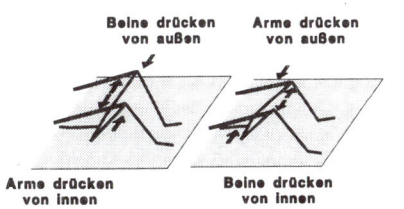

Rückenlage; Kopf und Schultern abheben, die Hände drücken von innen gegen den Widerstand der angezogenen Beine (isometrisch).

- In gleicher Weise von außen drücken; auch Kräftigung der Ab-, Adduktoren und Armmuskeln.

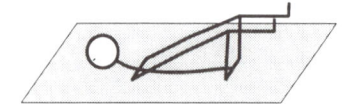

• Ähnliche Ausführung mit rechtwinklig angezogenen Beinen.

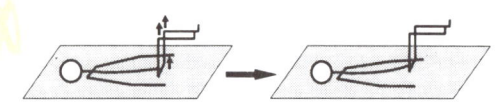

„Beckenlift": Rückenlage; nur die Knie Richtung Decke bewegen, ohne sie gleichzeitig anzuziehen; Vorstellung, ein Marionettenspieler würde an Fäden die Knie nach oben ziehen.

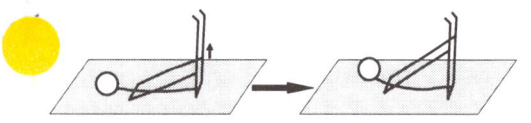

Rückenlage; an der Rückseite der senkrecht in die Luft ragenden Beine sanft mit den Händen Richtung Füße hochfahren und die Spannung halten, nicht an den Beinen hochziehen.

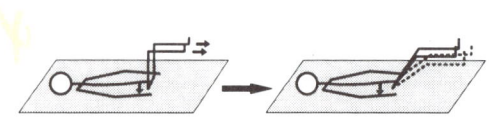

Rückenlage; Lendenwirbelsäule auf die Unterlage drücken, Fersen langsam wie auf einer parallel zum Boden angeordneten Schiene nach vorn schieben. Dabei *soll die Lendenwirbelsäule immer auf dem Boden bleiben*; wenn dies nicht mehr der Fall ist, müssen die Beine wieder etwas zurückgenommen werden; die Endposition halten.

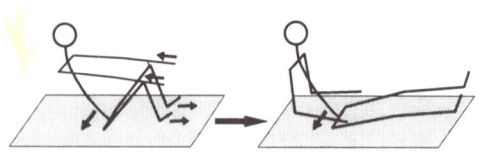

„Rudern": Sitz; Bauch anspannen, Rücken nach hinten herausdrücken; abwechselnd Beine strecken/Arme anziehen und umgekehrt.

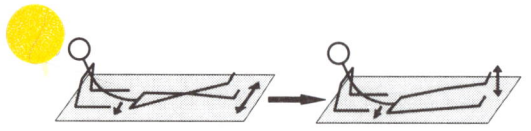

Sitz; Abstützen der Hände/Ellbogen hinter dem Gesäß, Wirbelsäulenaufrichtung, Lendenwirbelsäule nach hinten herausdrücken (s. „Adduktoren, Abduktoren, Gesäß"), dann Beine gegeneinander auf und ab wippen; auch Kräftigung von Hüftbeugern und Kniestreckern.

Schräge Bauchmuskeln

Kräftigung:

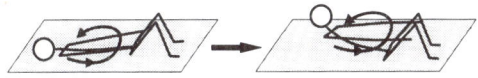

Rückenlage; kreisende Bauchaufzüge (richtige Ausführung der Bauchaufzüge s. o.).

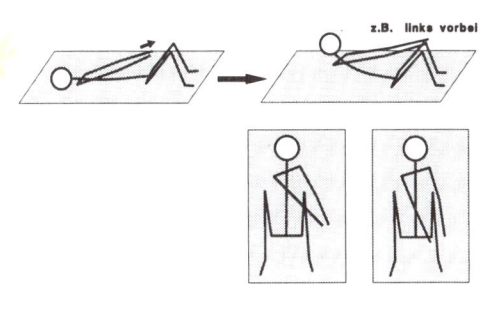

Rückenlage; Bauchaufzüge mit diagonalem Aufrichten, Hände außerhalb eines Beines oder beiderseits eines Knies vorbeiführen.

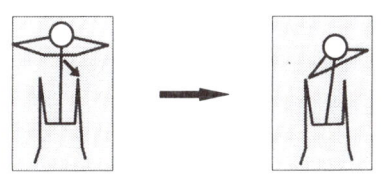

- *Für Trainierte:* Hände in den Nacken legen, diagonale Bauchaufzüge.

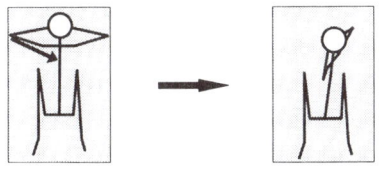

- *Steigerung:* Der Ellbogen der einen Seite geht Richtung Knie der anderen Seite (dieses muß jedoch nicht unbedingt berührt werden).

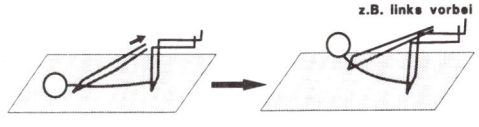

Rückenlage; schräge Crunches (s. o.), Hände außerhalb eines Beines oder beiderseits eines Knies vorbeiführen.

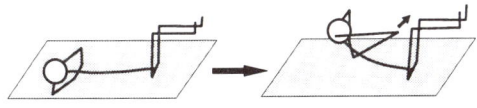

- *Für Trainierte:* Hände in den Nacken legen.

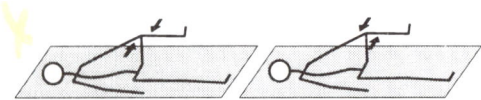

Rückenlage, ein Bein anziehen, das andere strecken; eine Hand drückt (isometrisch) von innen gegen das angezogene Knie derselben Seite, welches dagegen hält;

- in gleicher Weise von außen drücken; auch Kräftigung von Ab-, Adduktoren und Armmuskeln.

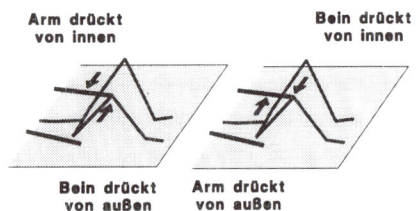

Rückenlage, Beine angezogen, nur Kopf und Schulter abheben, der restliche Rücken liegt auf; eine Hand stemmt (isometrisch) von innen gegen das Knie der anderen Seite, welches dagegenhält;

- in gleicher Weise von außen drücken; auch Kräftigung der Ab-, Adduktoren und Armmuskeln.

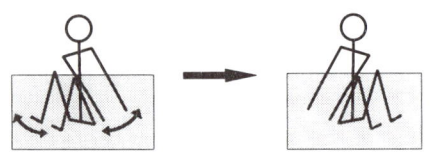

Sitz, die Beine angezogen in der Luft halten; den Oberkörper mit den Armen in eine Richtung und die Beine dagegen schwingen.

Negativbeispiele:

„Sit-ups" (die „typischen" Bauchaufzüge) mit gestreckten, evtl. noch fixierten Beinen und Aufrichtung des Oberkörpers mit Schwung bis über die Senkrechte.

Begründung: Nur ein geringer Teil der Bewegung wird durch die Bauchmuskeln bewirkt, der größte Anteil kommt aus der Hüfte und trainiert den meist sowieso verkürzten Hüftbeugemuskel. Dies unterstützt eine Hohlkreuzbildung.

richtig: Bauchaufzüge mit angezogenen Beinen und Aufrichtung nur bis 30˚.

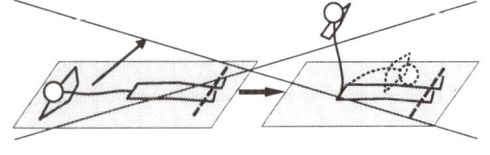

„Klappmesser"

Begründung: wie oben; zusätzlich noch starke Biegung der Lendenwirbelsäule am Ende der Bewegung, Belastung der Bandscheiben.

Rücken

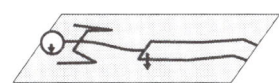

Kräftigung:

Ausgangsposition: Bauchlage, Schambein gegen den Boden drücken, Gesäß zusammenkneifen, Bauch anspannen, Kopf in Verlängerung der Wirbelsäule; dann den Oberkörper soweit anheben, daß die Nase nur wenige Zentimeter über dem Boden schwebt (vermeidet ein Hohlkreuz!), Blick weiterhin nach unten.

Achtung: Während der folgenden Übungen sollte nicht gepreßt, sondern immer locker geatmet werden. Ein bewußtes Herausstrecken des Bauches erleichtert zwar die Ausgangshaltung, vermindert jedoch den Trainingseffekt.

Den besten Erfolg erzielt man, wenn die Endpositionen längere Zeit gehalten und die Arme bei den Schwimmübungen nur sehr langsam bewegt werden („Superzeitlupe", „Schwimmen in Honig"). Es kommt darauf an, über einige Minuten eine gleichmäßig hohe Spannung am Rücken aufzubauen.

Beim Anheben des Oberkörpers nun zusätzlich:

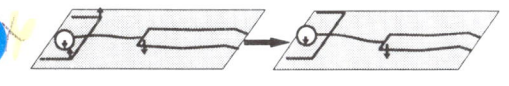

* leichtes seitliches Anheben der gebeugten, nach vorn zeigenden Arme;

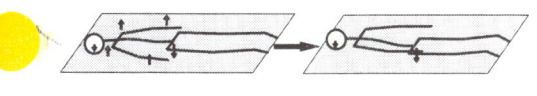

* leichtes seitliches Anheben der nach hinten gestreckten Arme;

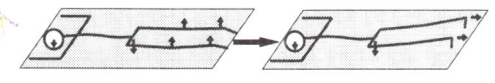

* leichtes Anheben der Beine, Fersen herausschieben;

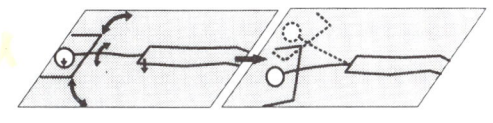

* Oberkörper leicht nach rechts und links drehen;

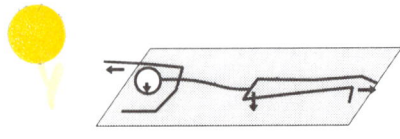

- diagonales Anheben eines Armes und des gegengleichen Beines, Handfläche und Ferse herausschieben;

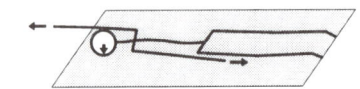

- wechselweises Vorschieben einer Handfläche, die andere geht nach hinten;

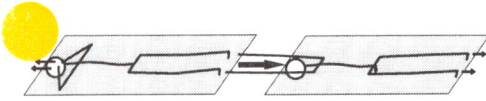

- Hände im Nacken, Füße aufstellen, dann Arme strecken, Handflächen und Fersen herausschieben;

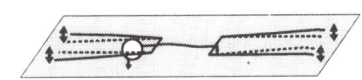

- mit Fäusten und Füßen trommeln;

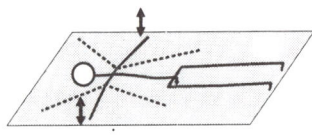

- die Arme seitlich strecken und wippen, dabei ist die Betonung auf der Bewegung *nach oben*, dann den Winkel der Arme ändern (am schwierigsten ist es nach schräg vorne); Arme zwischendurch nicht ablegen;

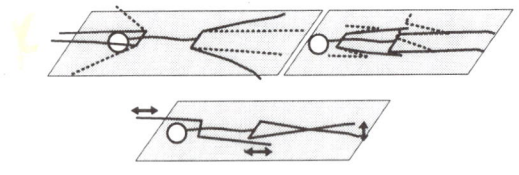

- Trockenschwimmübungen (Brust und Kraul);

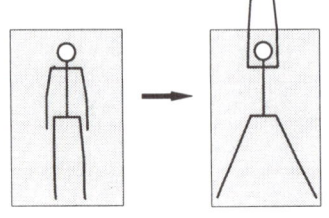

- Hampelmann im Liegen (in Bauchlage);

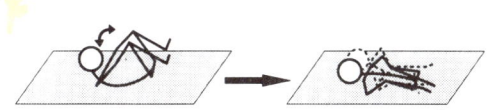

Rückenlage, Hände umfassen die Schienbeine; als kleines Paket von der einen Rückenseite zur anderen langsam hin und her rollen.

(s. a. oben: „Oberschenkel, Hüft-, Rumpfstabilisatoren, Rücken";
s. a. unten: „Rücken, Schultergürtel, Arm")

Dehnung:

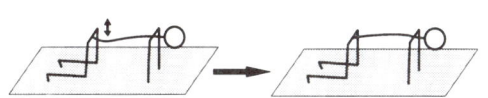

Vierfüßlerstand, Kopf in Verlängerung zur Wirbelsäule, Nase nach schräg vorn unten; gefühlvolle Kyphosierung (d. h. Durchdrücken der Wirbelsäule nach oben) nur im Lendenbereich durch Vor- und Zurückkippen des Beckens.

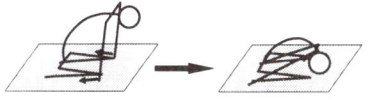

Kniesitz (sollte nur ausgeführt werden, wenn keine Knieprobleme vorhanden sind); Arme Richtung Füße schieben, ein kleines Paket machen.

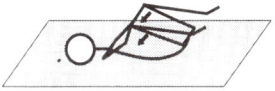

Rückenlage, Hände umfassen die Knie; Kopf auf dem Boden lassen.

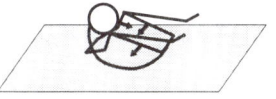

Rückenlage, Hände umfassen die Knie; Kopf an die Knie ziehen, ein kleines Paket machen.

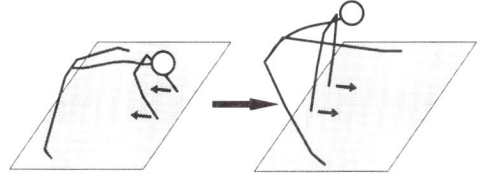

Gegrätschter Stand, gestreckte Beine; den aufrechten Oberkörper nach vorn neigen, Hände stützen sich am Boden ab, mit den Händen bei geradem Rücken zwischen den Beinen nach hinten wandern.

„Drehdehnen": Die folgenden Übungen können außer zur gezielten Dehnung des Rückens und des Gesäßes auch als Mobilisationsübungen der Wirbelsäule am Anfang der Aufwärmgymnastik durchgeführt werden. Es handelt sich hierbei um geführte, langsame Bewegungen, die keine Gefahr einer Zerrung mit sich bringen. Knacklaute, die bei der Ausführung gelegentlich auftreten, sind hierbei ohne Bedeutung.

Es ist jedoch zu beachten, daß die Wirbelsäule gegenüber Drehbelastungen (Torsionen) sehr empfindlich ist. Es darf daher kein Versuch erfolgen, eine verstärkte Dehnung mit Gewalt zu erzwingen. Der Sportler sollte sich auf wenige Übungen beschränken, die selbst durchgeführt werden können. Von der Hilfe eines Partners ist hier abzuraten.

Wenn eine Bandscheibenerkrankung bekannt ist, sollte auf eine Dehnung der Rückenmuskulatur zugunsten einer umfassenden Kräftigung derselben verzichtet werden. Das im Volksmund auch „Wirbeleinrichten" oder „Knacken" genannte Vorgehen bleibt ohnehin dem Spezialisten vorbehalten, nämlich dem Arzt, der die Chirotherapie erlernt hat.

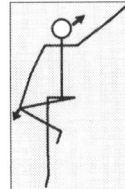

Rückenlage, einen Arm seitlich nach oben abgelegt, Blick in diese Richtung, beide Schultern am Boden; das gleichseitige Bein wird gebeugt über das gestreckte Bein der anderen Seite gedreht, die gegenseitige Hand drückt das Knie Richtung Boden.

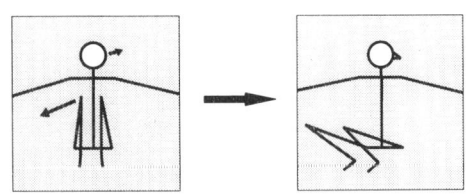

Rückenlage, Beine angezogen, Fersen am Gesäß; die geschlossenen Knie werden auf die eine Seite abgelegt, der Kopf blickt zur anderen Seite.

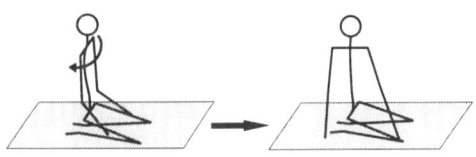

Kniesitz; mit der einen Hand das Knie der anderen Seite von außen fassen und den Oberkörper bis zum Anschlag in diese Richtung drehen; die andere Hand unterstützt die Bewegung am Boden. *Vorsichtige Drehung, keine Gewalt!*

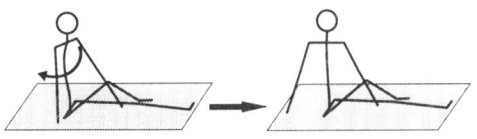

Sitz, ein angezogenes Bein wird mit dem Fuß über Kreuz neben dem Knie des anderen, gestreckten Beines abgestellt; der Arm der anderen Seite drückt von außen gegen das aufgestellte Knie, der Oberkörper dreht sich bis zum Anschlag (vorsichtig!) in die Richtung des angezogenen Beines.

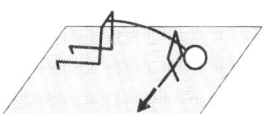

Vierfüßlerstand; mit einem Arm unter dem anderen durchgreifen, bis die Schulterrückseite auf dem Boden aufliegt, Spannung halten.

Negativbeispiele:

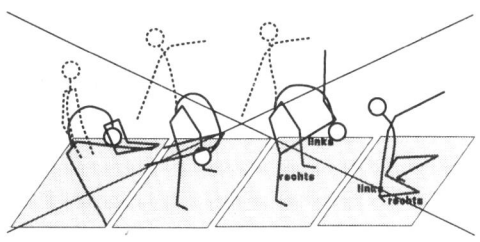

„Bauchwippe" mit gestreckten Armen und Beinen bzw. mit gefaßten Knöcheln.

Begründung: Überlastung der Bandscheiben im hinteren Bereich, Hohlkreuzbildung.

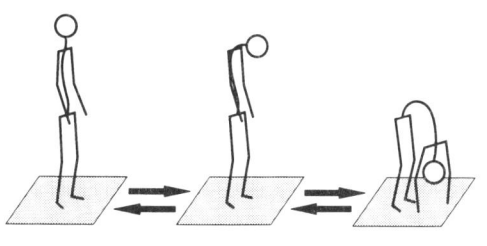

Schnelles Rumpfbeugen im Sitzen oder Stehen, auch diagonal, aus dem Hohlkreuz nach vorne oder ins Hohlkreuz nach hinten.

Begründung: Überlastung der Bandscheiben, Überdehnung der Bandstrukturen der Wirbelsäule, keine kontrollierte Bewegung, starke Hohlkreuzbildung.

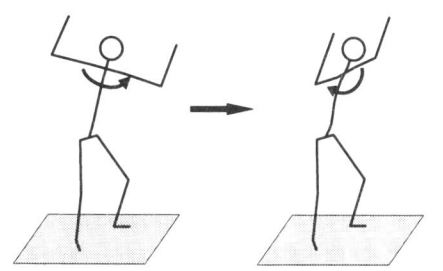

Richtige Ausführungen (s. a. oben):

* *Auslockern/Mobilisieren:*
  Zunächst im Stehen Kopf auf die Brust legen, dann von oben angefangen Wirbel für Wirbel nach unten abrollen.

* *Kräftigung der Oberschenkel, Hüft-, Rumpfstabilisatoren und des Rückens:*
  Mit gebeugten Knien, Arme seitlich, Schultern zurückziehen, die aufrechte Wirbelsäule vorneigen, langsam und bewußt rotieren, Spannung im Rücken halten.

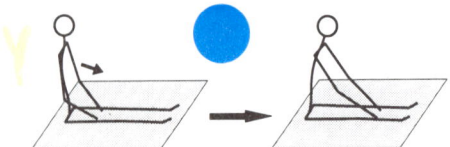

• *Dehnung der Kniebeuger, Wade und des Rückens:*
Aufrichten der Wirbelsäule im Sitzen und nur leich-
tes Vorneigen mit dem Eigengewicht des aufrechten
Oberkörpers.

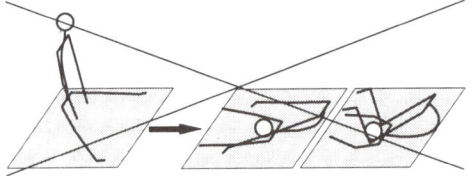

Extremes gerades Rückwärtsrollen, womöglich die
Knie rechts und links neben dem Kopf abgesetzt.

Begründung: Überlastung der Bandscheiben im vorderen Bereich, Überdehnung der Bänder im hinteren
Bereich der Wirbelsäule.

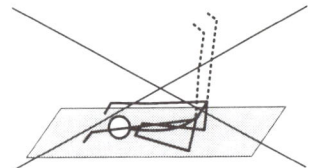

Aus der „Kerze" die Füße nach hinten absetzen.

Begründung: s. o.

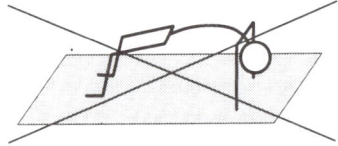

„Brücke"

Begründung: Überlastung der Bandscheiben im hinteren Bereich, Überdehnung der Bänder im vorderen
Bereich der Wirbelsäule.

Rumpfseite

Dehnung:

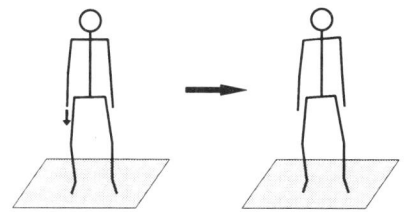

Stand; eine Hand drückt leicht fußwärts; reine (jedoch nur geringe) Seitneigung, keine Verdrehung!

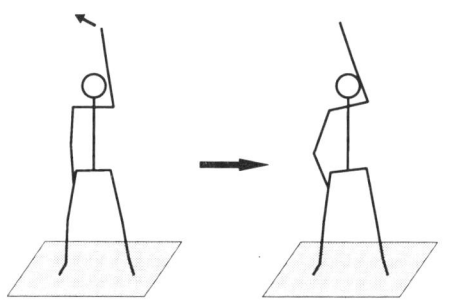

Stand, eine Hand stützt sich seitlich am Oberschenkel ab; der andere Arm wird nach oben gestreckt und zieht leicht zur Gegenseite.

Achtung: Die Abstützung ist hier unbedingt notwendig, da sonst keine Entspannung der Rumpfmuskulatur (und damit keine Dehnung) erfolgen kann. Nicht in der Taille einknicken.

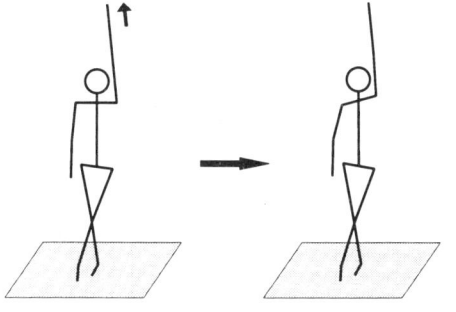

Stand, das Spielbein (hier das linke) überkreuzt das Standbein; die Handfläche der Seite, deren Bein vorn ist, wird nach oben geschoben. Nicht ins Hohlkreuz ausweichen.

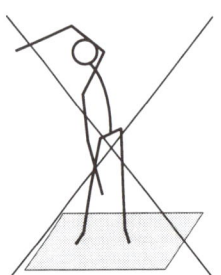

Negativbeispiel:

Starke seitliche Rumpfkippung.

Begründung: Diese Bewegung ist häufig nur durch eine Ausweichbewegung möglich, indem sich der Körper gleichzeitig beugt und verdreht. Das ist dadurch bedingt, daß eine Seitwärtsneigung der Wirbelsäule immer mit einer Drehung der Wirbel in sich einhergeht. Weiterhin starke Belastung der Bandscheiben durch die Abknickung. Eine Entspannung der zu dehnenden Seite ist nicht möglich, da diese das Körpergewicht tragen muß.

richtig: Hüfte nur sanft seitlich abkippen, Dehnung des Rumpfes durch Zug des Armes nach oben, Abstützung der anderen Hand am Oberschenkel (s. o.).

Rücken, Schultergürtel, Arm

Kräftigung:

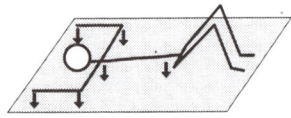

Rückenlage, Beine angezogen, Arme rechtwinklig auf dem Boden; nun die Handrücken und Ellbogen mit aller Kraft in die Unterlage drücken (isometrisch).

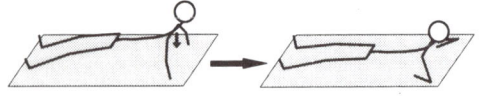

Rückwärtige Liegestützposition, auf den Fäusten abstützen, Körper gestreckt; Arme beugen, nicht in der Hüfte durchsacken oder mit dem Gesäß auf und ab wippen;

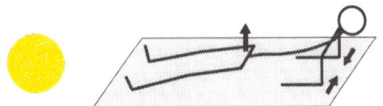

• *vereinfacht:* rückwärtiger Ellbogenstütz, in dieser Position den Körper strecken und so halten, Hüfte nach oben, Schulterblätter zur Wirbelsäule ziehen.

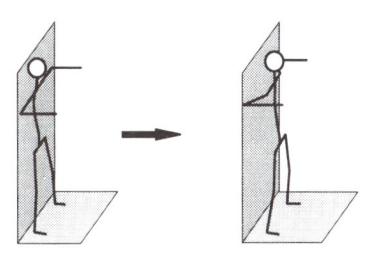

Stand; mit dem Rücken und den gebeugten und seitlich angehobenen Armen an eine Wand lehnen und den Körper mit den Ellbogen abdrücken; eine Steigerung ist dadurch möglich, daß man sich einen halben Schritt von der Wand entfernt hinstellt.

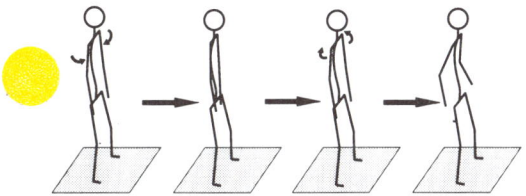

Stand; bei hängenden Armen Schultern vorn und hinten kräftig zusammenführen.

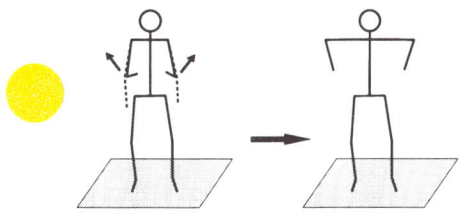

Stand; die seitlich hängenden Arme beugen, die Ellbogen nach hinten oben auf Schulterhöhe ziehen, Schulterblätter hinten zusammenführen.

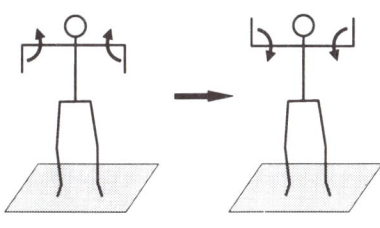

Stand, die gebeugten Arme seitlich; Ellbogen auf Schulterhöhe nach hinten ziehen; dabei die Richtung der Unterarme nach unten und oben wechseln; *nicht zurückfedern (!)*, sondern die Spannung jeweils kurz halten.

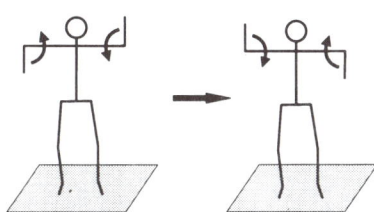

In gleicher Weise, jedoch die Unterarme wechselseitig gedreht.

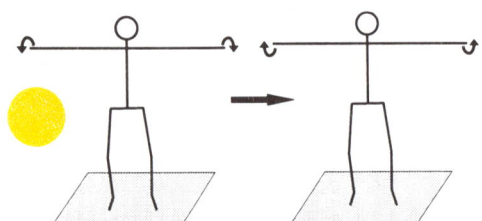

Stand, Arme gestreckt auf Schulterhöhe; Handflächen gemeinsam nach oben und unten drehen,

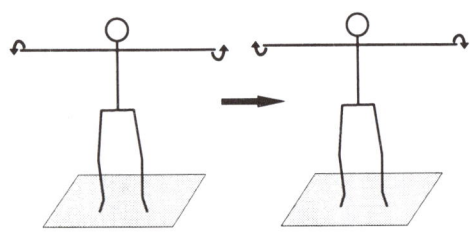

• dann gegenläufig. Die Drehung der Arme kann noch verstärkt werden, wenn der Oberkörper in Richtung auf die offene Hand mitgedreht wird.

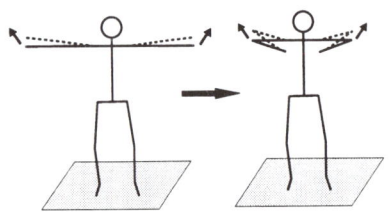

Stand; abwechselnd die gestreckten Arme (Handflächen oben) und die gebeugten Ellbogen (Handflächen unten) auf Schulterhöhe unter Spannung nach hinten führen; *nicht federn!*

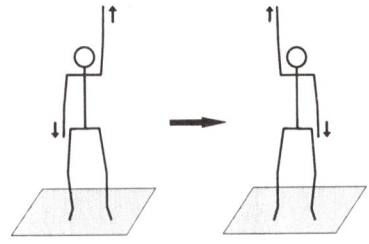

Stand; wechselseitig die Hände am Körper entlang nach oben und unten führen, dabei die Arme strecken und die Handflächen herausschieben.

(s. a. oben: „Rücken")

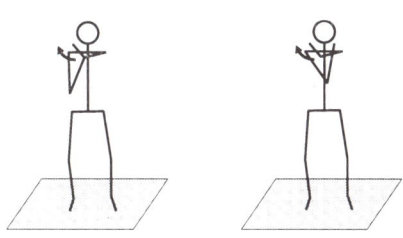

Dehnung:

Stand; mit einem Arm um den Hals greifen, die andere Hand (besser Unterarm) zieht dessen Ellbogen/Oberarm zur Gegenseite, so daß die Schulter nach vorne kommt.

Erleichterte Ausgangsposition: Der zu dehnende Arm wird quer über die Brust gelegt.

Brust, Schultergürtel, Arm

Kräftigung:

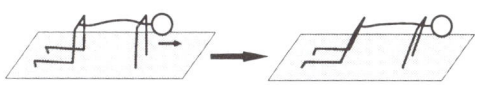

Vierfüßlerstand; Gewichtsverlagerung nach vorn, Lendenwirbelsäule nach oben drücken; Kräftigung der Rumpfstabilisatoren sowie der Arm- und Brustmuskulatur.

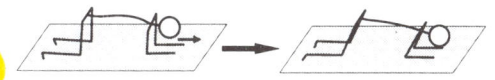

- *Vereinfachte Ausgangsposition:* aus dem Ellbogenstütz

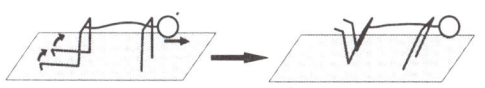

- *Steigerung:* Mit angehobenen Unterschenkeln vorgehen.

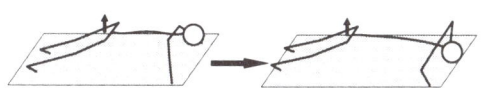

Liegestützposition; langsame **Liegestütze** mit geradem Rücken, Po nach oben drücken, wenige Wiederholungen; auch Kräftigung der Bauch- und Brustmuskulatur.

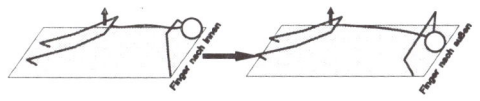

- Drehung der Hände in verschiedene Richtungen (dadurch werden unterschiedliche Muskelgruppen angesprochen);

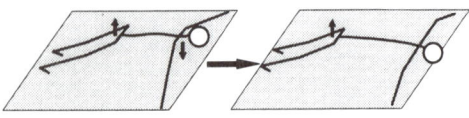

- *für Trainierte:* Hände auseinander- und ...

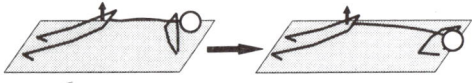

- ... Hände eng zusammennehmen;

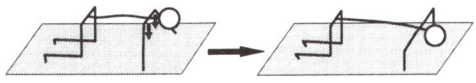

- *vereinfacht:* aus dem Kniestand;

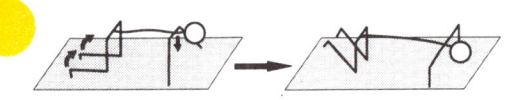

- *Steigerung:*   Kniestand und Anheben der Unterschenkel;

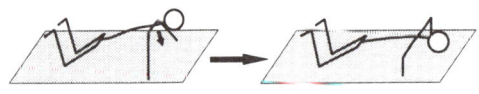

- *weitere Steigerung:*   Gewicht im Kniestand ganz nach vorne verlagern, Oberkörper strecken (nicht durchhängen!), langsam zwischen den Armen ablassen;

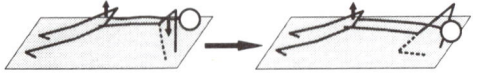

- *für Trainierte:* einarmige Liegestütze, evtl. mit der anderen Hand leicht abstützen.

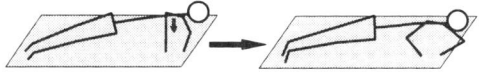

Seitlage; **seitliche Liegestütze;**

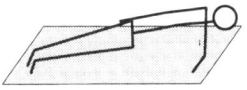

- *vereinfacht:* aus dem Ellbogenstütz, in dieser Position den Körper nur halten;

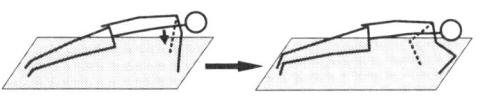

- *für Trainierte:* einarmige seitliche Liegestütze, evtl. mit der anderen Hand leicht abstützen.

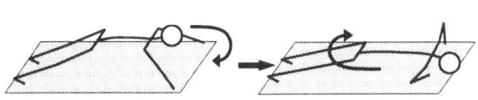

„Eidechsenschwingen": Liegestützposition; oben nach vorn schwingen, Arme beugen, unten parallel zum Boden nach hinten drücken und dort wieder hochkommen, auch in der Gegenrichtung; nicht ins Hohlkreuz fallen;

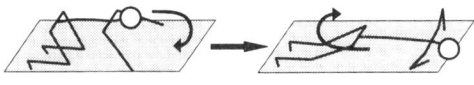

- *vereinfacht:* aus dem Vierfüßlerstand.

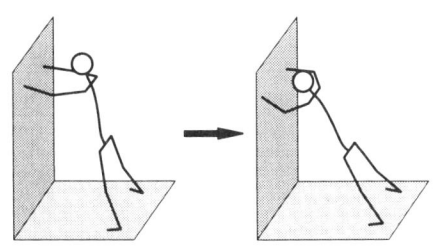

Erleichterte Liegestütze gegen eine Wand. Auch hierbei immer auf die Streckung des Körpers achten.

Langsame Steigerung: Erst den Abstand zur Wand vergrößern, dann statt der Wand einen Tisch und schließlich einen Stuhl als Stütze nehmen (*Vorsicht:* die Geräte dürfen nicht nach hinten wegrutschen!).

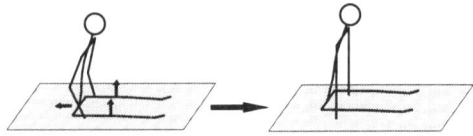

Schwebestütz, Hände in Fauststellung neben dem Gesäß; den Körper für einige Sekunden mit gestreckten Beinen und Zehen sowie aufrechtem Oberkörper vom Boden wegdrücken, Gesäß dabei hinter die Arme führen; auch Kräftigung der Rumpfstabilisatoren und Oberschenkelmuskeln.

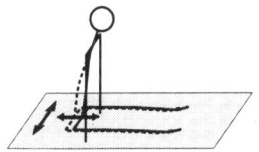

*   *Für Trainierte:* Den Körper vor und zurück bzw. hin und her wippen lassen.

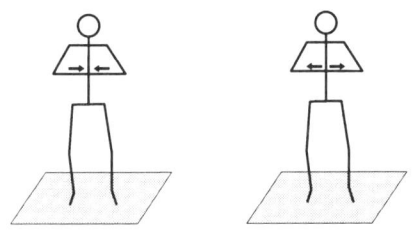

Stand; Hände vor dem Körper fest zusammendrücken und einige Sekunden halten, anschließend Hände ineinanderhaken und auseinanderzuziehen versuchen (isometrisch).

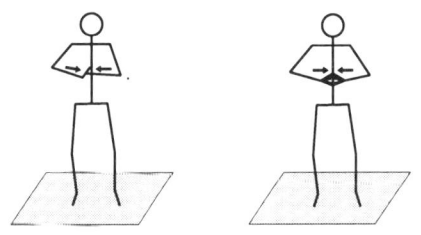

Stand;

*   Faust vor dem Körper in die andere Handfläche drücken, oder

*   die Fingerspitzen gegeneinander drücken (isometrisch).

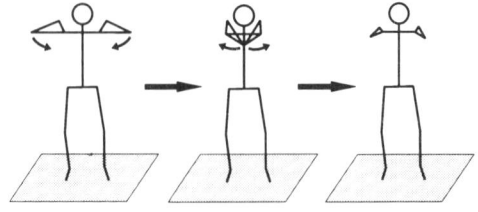

Stand; die Fingerspitzen auf die Schultern legen, dann die Ellbogen kräftig nach vorn und hinten ziehen.

Dehnung:

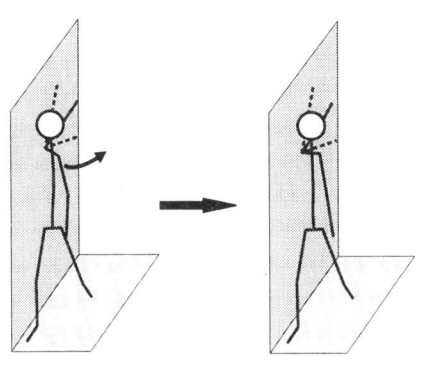

Stand, den Arm flach an die Wand legen, Ausfallschritt des an der Wand befindlichen Beines nach vorne; nun den Körper langsam von der Wand wegdrehen, Blick Richtung Raummitte.

Wiederholung der Übung bei unterschiedlichen Stellungen des Armes zur Dehnung verschiedener Anteile des Muskels.

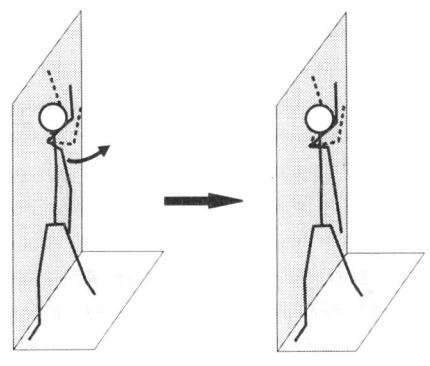

* Ähnliche Form mit angewinkeltem Arm auf jeweils verschiedenen Höhen.

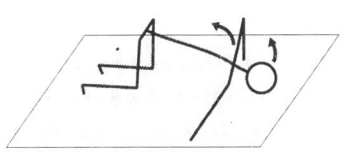

Vierfüßlerstand; einen Arm gestreckt bis zur Schulter seitlich auf den Boden legen, Kopf schaut zur anderen Seite, dann den Oberkörper so weit vom gestreckten Arm wegdrehen, bis Spannung entsteht.

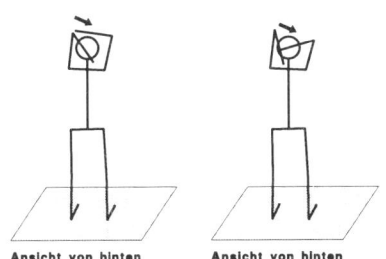

Ansicht von hinten   Ansicht von hinten

Stand, eine Hand faßt hinter den Kopf; die andere Hand zieht den Ellbogen nach hinten unten.

* Durch Zug am Unterarm bei maximal gebeugtem Ellbogen kommt es zur verstärkten Dehnung des zweigelenkigen Trizepsanteils.

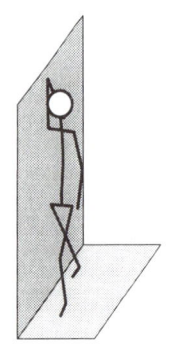

Einfachere Ausführung: Ellbogen senkrecht nach oben nehmen und gegen eine Wand lehnen.

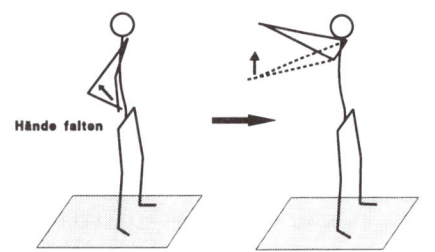

Stand; Hände hinter dem Rücken falten und diese bei gestreckten Armen nach oben führen; keine völlige Entspannung möglich, da die Arme gleichzeitig Arbeit verrichten.

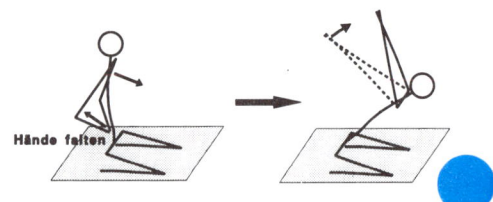

Ähnliche Form aus dem Kniesitz; Oberkörper bei der Dehnung nach vorn neigen.

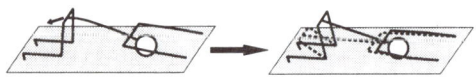

Vierfüßlerstand; beide Arme nach vorn gestreckt auf den Boden legen, Oberkörpcr nach hinten verlagern, Gesäß evtl. auf die Waden absetzen.

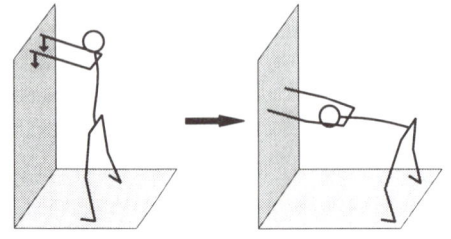

Stand; leicht gebeugte Knie, mit den Händen in Schulterhöhe schulterbreit Kontakt mit einer Wand aufnehmen, diese entlang nach unten wandern und dabei den Kopf zwischen die Arme nehmen, bis der aufrechte Oberkörper waagerecht zum Boden ist.

Arm mit Hand

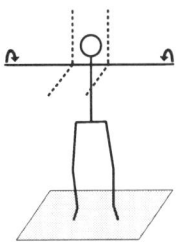

Kräftigung:

Stand; gestreckte Arme in verschiedenen Höhen neben/vor/über dem Körper halten, dabei Fäuste öffnen und schließen; Beckenstabilisierung.

Diese Übung ist gut kombinierbar mit einem gleichzeitigen Heben des Körpers in den Zehenstand; im Wechsel jeweils 10 x Faustschließen vor/über/neben dem Körper (s. „Unterschenkel mit Fuß").

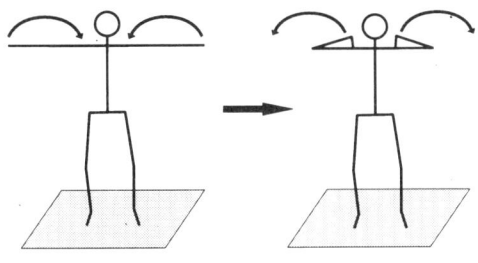

Stand, Arme gestreckt seitlich auf Schulterhöhe; Ellbogen, Handgelenke und alle Fingergelenke beugen und strecken, dabei die Hände auf die Schultern legen;

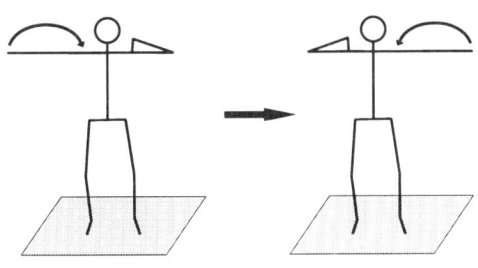

• auch wechselseitig.

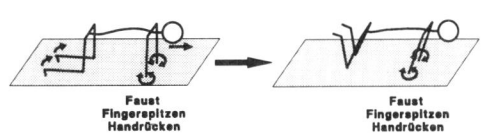

Vierfüßlerstand, Gewichtsverlagerung nach vorn, Unterschenkel vom Boden weg, verschiedene Positionen der Hände:

• mit Faust/Fingerspitzen/Handrücken jeweils in verschiedene Richtungen gedreht auf dem Boden abstützen.; wichtig ist hierbei eine Stabilisierung der Handgelenke

Dehnung:

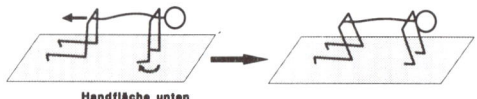

Vierfüßlerstand, Finger von außen her Richtung Beine drehen, Handflächen auf dem Boden; Oberkörper langsam nach hinten verlagern, bis eine Spannung an den Handgelenken entsteht.

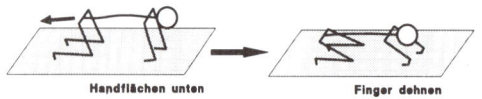

- Aus dieser Ausgangsposition weiter nach hinten absetzen, dabei die Handballen vom Boden lösen und verstärkt die Finger dehnen. Ellbogen ganz gestreckt.

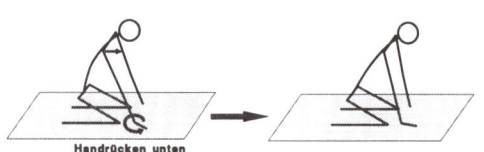

Kniesitz; einen gestreckten Arm mit dem Handrücken auf dem Boden maximal eindrehen, bis die Finger nach außen-vorn zeigen; gezielt den Handrücken belasten, indem der Körper etwas nach vorn über die Hand geführt wird. Ellbogen ganz gestreckt.

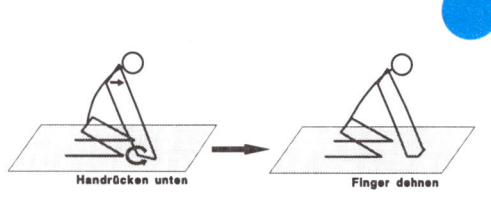

- Aus dieser Ausgangsposition Verstärkung der Dehnung durch Anheben der Finger mit der anderen Hand (zusätzliche Dehnung weiterer Muskelgruppen). Ellbogen immer ganz durchdrücken.

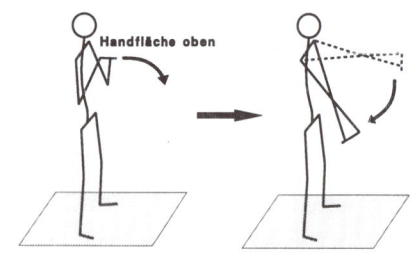

Stand, ein gebeugter Arm mit der Handfläche nach oben vor dem Körper; die Finger mit der anderen Hand fassen und den Arm in einer kreisförmigen Bewegung strecken.

Die obigen Übungen sind die beste Vorbeugung gegen den sog. *Tennisellbogen*. Durch eine gezielte Dehnung der Unterarmmuskulatur erreicht man eine Verminderung der muskulären Grundspannung und damit eine geringere Reizung der Sehnenansätze.

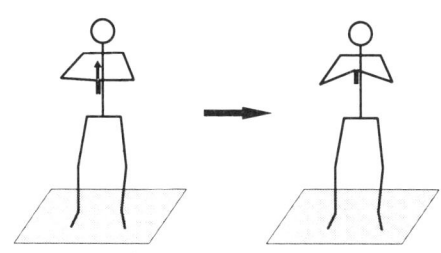

Stand, Handflächen aneinander, Finger zeigen zum Boden; Unterarme Richtung Kopf bewegen.

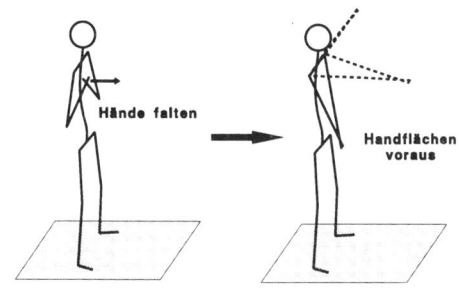

Hände falten

Handflächen voraus

Stand; Hände vor dem Körper falten, Handflächen dann nach außen drehen und nach unten/vorn/oben führen.

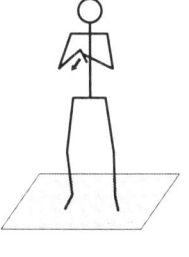

Stand, Ellbogen am Körper:

* mit einer Hand abwechselnd von oben auf den anderen Handrücken drücken und diesen Richtung Unterarm nach unten führen, oder

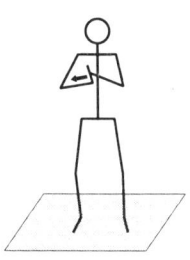

* von innen gegen die Handfläche drücken und die Finger Richtung Handrücken dehnen.

Hals mit Nacken

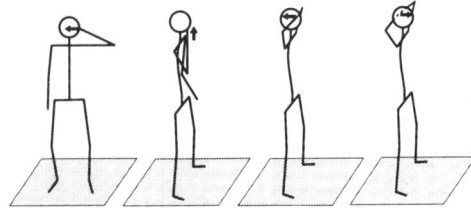

Kräftigung:

Stand; eine Handfläche drückt gegen den Kopf, welcher isometrisch dagegen hält:

von *seitlich*,
von *unten* gegen das Kinn,
die verschränkten Hände von *vorn*,
die verschränkten Hände von *hinten*.

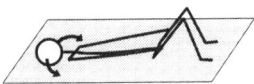

Rückenlage; Rücken auf den Boden drücken, Beine anziehen:

• Kopf seitlich Richtung Schulter bewegen;

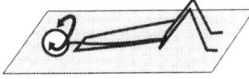

• Kopf nach seitlich drehen;

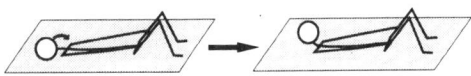

• mit dem Kopf nicken.

Dehnung:

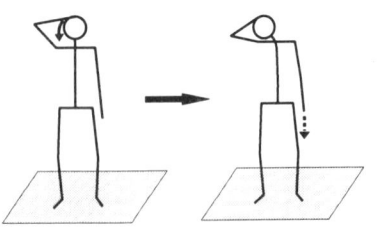

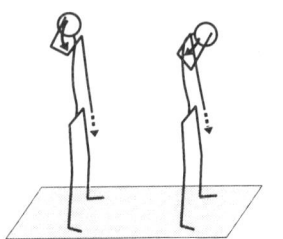

Stand; Kopf aus Neutralstellung/im Nacken/auf der Brust seitlich legen und mit der Hand festhalten, die andere Hand drückt dann mit der Handfläche nach unten.

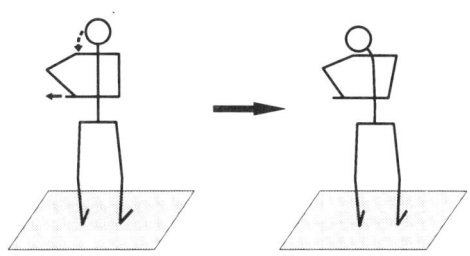

Stand, einen Arm hinter den Rücken legen; das Handgelenk wird von der anderen Hand zur anderen Seite
gezogen, evtl. Kopf in diese Richtung ablegen.

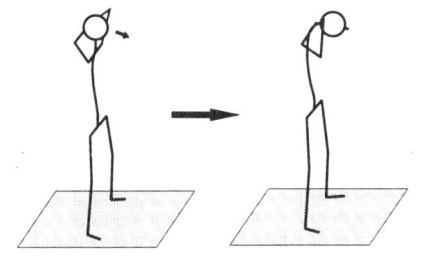

Stand; Hände in den Nacken legen, Kinn zur Brust
führen, vorsichtige Dehnung der Nackenmuskulatur.

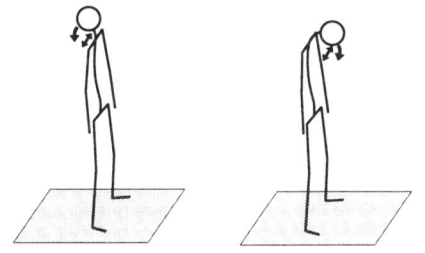

Stand; leichtes Ausschütteln des Kopfes im Nacken
bzw auf der Brust mit seinem Eigengewicht.

Negativbeispiel:

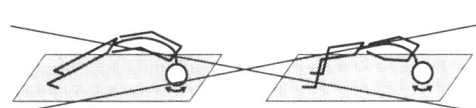

„Kopfbrücke" vorwärts und rückwärts, dabei den Kopf
von der Stirn Richtung Hinterkopf rollen bzw. umgekehrt.

Begründung: Überlastung der Bandscheiben, Über-
streckung der Halswirbelsäule.

Partnerübungen (Kräftigung)

Bein

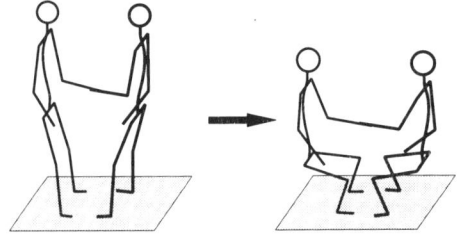

Stand Rücken an Rücken; Kniebeugen (s. o.), aufrecht bleiben.

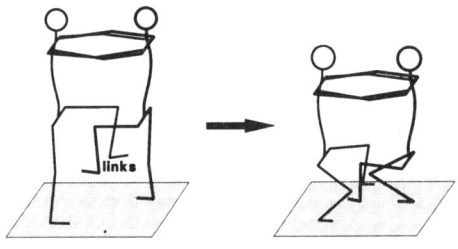

* Stand einander gegenüber, eine Hand geben; aufrechte Kniebeugen bis zur waagerechten Stellung der Oberschenkel.

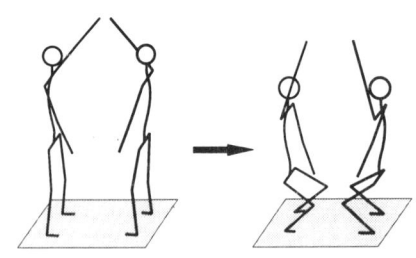

* Einbeinstand einander gegenüber; einbeinige Kniebeugen, mit den Händen auf den Schultern des Partners abstützen.

„Spiegelbild": Stand einander gegenüber; der eine Partner gibt eine Bewegung der Arme und des Körpers vor, der andere macht alles spiegelbildlich genau nach, aufrechter Oberkörper.

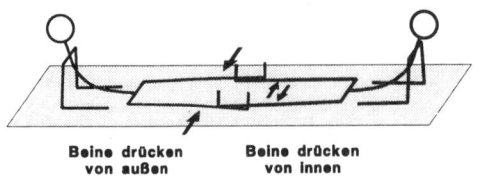

Beine drücken   Beine drücken
von außen   von innen

Sitz einander gegenüber, beide Partner stützen sich hinten ab, gestreckte Beine; ein Partner drückt mit seinen Fußaußenkanten von innen gegen die Waden des anderen, welcher mit Kraft dagegenhält (isometrisch), danach Wechsel.

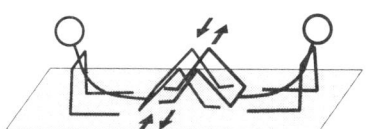

• Ähnliche Übung mit angezogenen Beinen; der eine Partner drückt die Unterschenkel mit aller Kraft gegen die des anderen, welcher dagegenhält (isometrisch).

Bein, Bauch

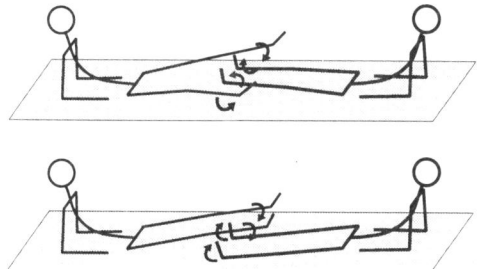

Sitz einander gegenüber, die Beine sind gestreckt und versetzt, beide Partner stützen sich hinten ab; Kreisen der Beine gegeneinander oder mit geschlossenen Beinen umeinander.

Achtung: Wir betonen nochmals ausdrücklich, daß diese und ähnliche Übungen nur durchgeführt werden dürfen, wenn die Übenden dabei die Wirbelsäule sicher stabilisieren können. Ein Durchhängen im Hohlkreuz muß unbedingt vermieden werden!

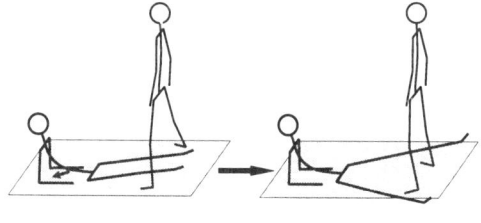

Sitz eines Partners, Abstützen der Hände/Ellbogen hinter dem Gesäß, Wirbelsäulenaufrichtung, Lendenwirbelsäule nach hinten herausdrücken; Beine grätschen und zusammenführen; der andere Partner hüpft jeweils zwischen die gegrätschten Beine des Sitzenden bzw. grätscht selbst die Beine, wenn der Sitzende sie schließt.

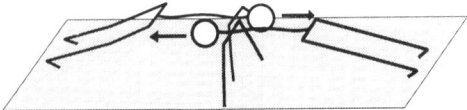

„Schulterdrücken": Liegestützposition einander gegenüber, Schulter an Schulter; jeder versucht, den anderen nach rückwärts zu schieben.

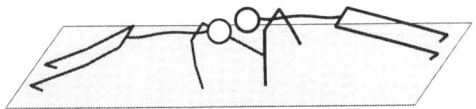

Liegestützposition einander gegenüber; jeder versucht, dem anderen einen Arm wegzuziehen, bis dieser flach auf der Unterlage (Matte) liegt; auf die Knie gehen oder aufstehen ist nicht erlaubt.

Bauch

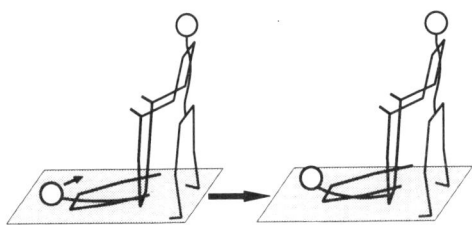

Rückenlage des Übenden; gestreckte Beine senkrecht in der Luft, Knöchel werden vom Partner festgehalten, Hände nach vorn; Kopf, Schultergürtel und Brustwirbelsäule vom Boden abheben, einrollen.

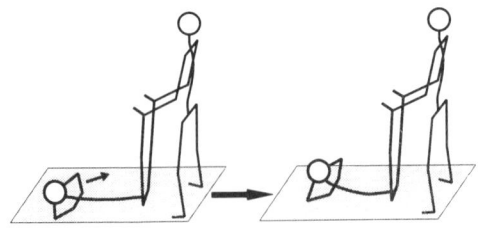

• *Für Trainierte:* Hände in den Nacken legen.

Rücken

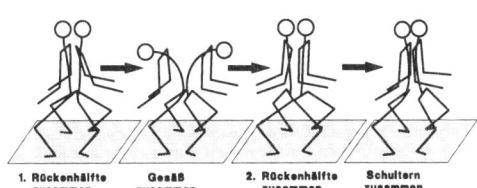

1. Rückenhälfte zusammen | Gesäß zusammen | 2. Rückenhälfte zusammen | Schultern zusammen

Stand Rücken an Rücken; Rücken gegeneinanderrollen, ein Partner bewegt sich im, der andere gegen den Uhrzeigersinn, dabei berührt sich das Gesäß immer, der ganze Rücken nur im oberen Teil des Kreises; mit den Knien die Bewegung ausgleichen, auch Kräftigung der Beinmuskulatur.

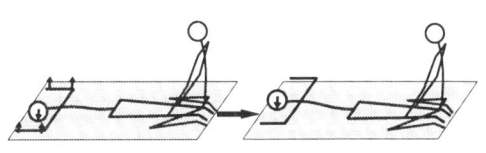

Bauchlage des Übenden; der Partner belastet die Unterschenkel, indem er im Kniesitz auf den Knöcheln sitzt und mit den Händen die Waden nach unten drückt; der Liegende versucht, die Brustwirbelsäule nach oben zu bewegen und dabei die Nase und die Arme rechts und links nur wenig vom Boden abzuheben, Blick Richtung Boden; kein Hohlkreuz!

Rumpfseite

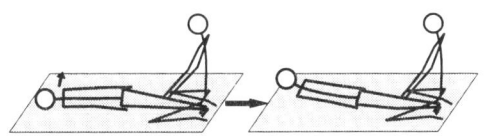

Seitlage des Übenden; die Beine werden vom Partner festgehalten, Arme vor dem Körper; rein seitliches leichtes Anheben des Oberkörpers.

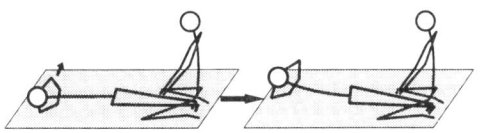

• *Für Trainierte:* Hände in den Nacken legen.

Arm

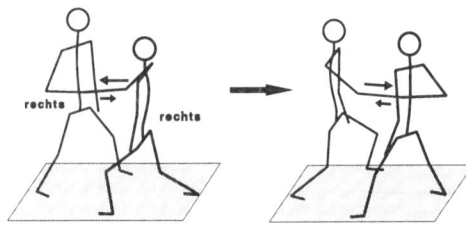

„Sägen": Stand im Ausfallschritt einander gegenüber, vorderes Bein außen, innere Hände gegeneinander gelegt; Handfläche gegen den Widerstand des Partner vorschieben, dieser schiebt in gleicher Weise zurück, dabei den ganzen Körper mitdrehen.

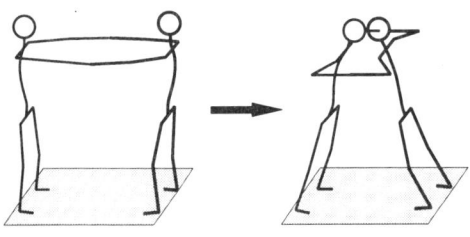

Stand einander gegenüber; Hand gegen Hand, Liegestütze im Stehen, dabei Arme beugen; bei unterschiedlicher Größe der Partner kann der kleinere den größeren an den Handgelenken fassen; kein Hohlkreuz.

Hals mit Nacken

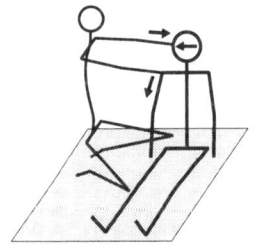

Sitz des Übenden; der Partner befindet sich im Kniesitz daneben und drückt seitlich unter Gegenkraft des anderen gegen den Kopf (isometrisch), die zweite Hand hält die Schulter unten.

Partnerübungen (Dehnung)

Kniebeuger (Oberschenkelrückseite), Gesäß

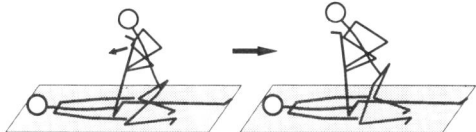

Rückenlage, beide Beine gestreckt; das liegende Bein wird am Oberschenkel vom Knie des Partners belastet (damit es gestreckt und am Boden bleibt), das andere unter Beibehaltung der Streckung des Knies Richtung Kopf bewegt. *Vorsicht:* Es kommt leicht zu Ausweichbewegungen, indem die Hüfte vom Boden abhebt.

Bein

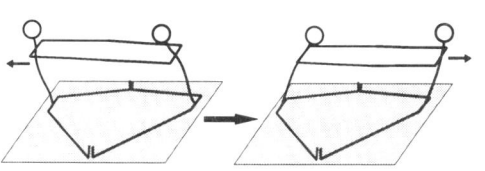

Gegrätschter Sitz einander gegenüber, Beine gestreckt, Füße gegeneinandergestellt; an den Händen fassen, gemeinsam vor- und zurückbewegen, dabei jedoch immer auf einen aufrechten Oberkörper achten; die Partner sollten sich verständigen, wie weit eine Dehnung möglich ist.

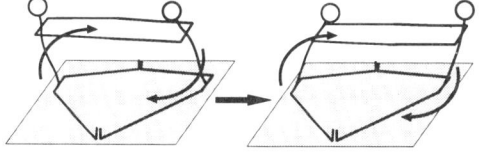

• In selber Weise miteinander kreisen.

Rumpfseite, Brust, Schultergürtel, Arm

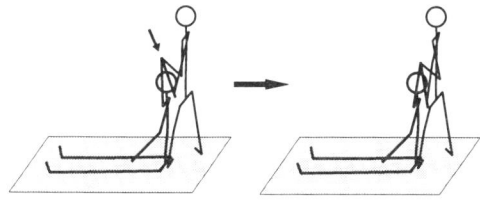

Ein Partner sitzt und hält einen Arm gebeugt hinter dem Kopf; der andere steht hinter ihm, gibt ihm mit der Außenseite seines Unterschenkels Halt an der Wirbelsäule, faßt Ellbogen und Handgelenk und dehnt den Arm nach hinten-unten.

Partnerübungen (Negativbeispiele)

Bein

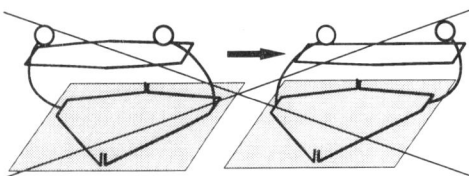

„Kosakentanz"

Begründung: Überlastung der Knie, v. a. der Menisken.

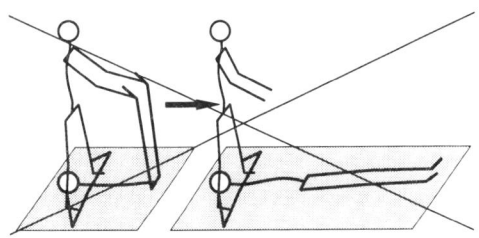

Im Grätschsitz bei einander berührenden Füßen zu starkes Ziehen des Partners mit Rundrückenbildung.

Begründung: Überlastung der Bandscheiben und Bandstrukturen der Wirbelsäule.

richtig: Immer auf einen aufrechten Oberkörper achten.

Bauch

Beine des liegenden Partners bis zum Boden stoßen.

Begründung: Hohlkreuzbildung, da das Auffangen des Stoßes häufig nicht durch die Muskulatur, sondern durch die Bänder erfolgt.

richtig: Beine gefühlvoll nach unten oder seitlich stoßen, so daß der Schwung frühzeitig mit den Bauchmuskeln abgefangen werden kann.

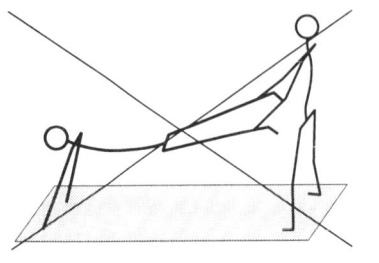

Bauch, Arm

„Schubkarren fahren"

Begründung: Häufige Hohlkreuzbildung des „Schubkarrens", da diese Übung sehr anstrengend ist.

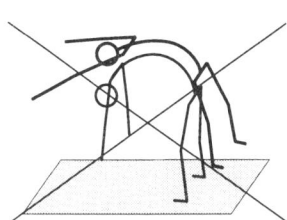

Rücken

Aushängen des Partners Rücken an Rücken.

Begründung: Überlastung der Bandscheiben und Überdehnung der Bandstrukturen der Wirbelsäule mit starker Hohlkreuzbildung des Obenliegenden und belasteter Rundrückenbildung des „Trägers".

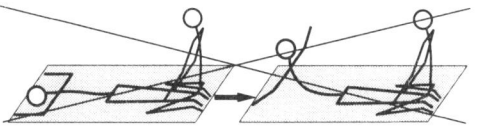

In Bauchlage den Körper nach oben durchbiegen (umgekehrte Bauchaufzüge).

Begründung: Überlastung der Bandscheiben und der Bandstrukturen der Wirbelsäule bei starker Hohlkreuzbildung.

richtig: Nase zeigt immer zum Boden, die Wirbelsäule wird v. a. im Brustbereich Richtung Decke gedrückt, der Oberkörper hebt sich nur wenige Zentimeter vom Boden ab.

6 Weitere Bewegungsformen

6.1 Spiele

Spiele sind eine gute und beliebte Methode, die Übungsstunde aufzulockern. Dabei entsteht jedoch häufig ein Wettbewerb, bei dem der Überblick leicht verloren geht. Aufgrund des Wettkampfcharakters ist jeder Teilnehmer bestrebt, den Sieg zu erringen, ohne dabei besonders auf die anderen zu achten. Das bedeutet für den Bewegungsapparat eine äußerst große Belastung (z. B. ruckartige Bewegungs-änderungen) und birgt deutliche Verletzungsgefahren in sich (z. B. Zusammenstöße, Zerrungen). Spiele sollten daher an den Schluß der Gymnastik gelegt werden, wenn die Muskulatur optimal vorbereitet ist. *Auf keinen Fall dürfen Fangspiele als anfängliche Aufwärmübung eingesetzt werden!* Da Spiele jedoch sehr motivierend wirken können, bei entsprechender Vorbereitung tatsächlich eine weitere intensive Erwärmung erreichbar ist und außerdem die Koordination trainiert wird, sollte man sie nicht vernachlässigen.

Beachtet man auch hier die Grundlagen der funktionellen Anatomie, kann man einige Spiele schon von vornherein aussondern. Negativbeispiele sind z. B. Huckepackwettrennen oder Versionen, bei denen ein Mitspieler anderen auf die Arme oder ins Kreuz springen muß, weil er dann nicht gefangen werden kann etc.

Für die folgenden Beispiele wurde weitgehend auf Hilfsmittel verzichtet, um sie für alle Gruppen zugänglich zu machen. Mit Bällen o. ä. lassen sich jedoch leicht Variationen finden, die den sportart-spezifischen Aspekt (z. B. das Ballgefühl) durch spielerische Formen fördern.

Gemeinschäftsspiele

- *„Kennenlernen":* Bei Gruppen, die sich noch nicht kennen, ist dies eine schöne Möglichkeit, die Distanz abzubauen. Flott durcheinanderlaufen, jedem die Hand schütteln und den eigenen Namen sagen, im nächsten Durchgang dann den Namen des anderen sagen; gleiches ist auch mit Zuwerfen eines Balles während des Laufens möglich.

- *„Informationsspiel":* Jeder Mitspieler teilt demjenigen, dem er begegnet, z. B. sein Lieblings-gericht mit. In der nächsten Runde muß dann jeder das Lieblingsgericht des anderen sagen.

- *„Gasspiel":* Alle laufen flott durcheinander (wie die Moleküle eines Gases); jedesmal, wenn sich zwei begegnen, müssen sie eine Aufgabe erfüllen, die der Spielleiter ansagt (Hände schütteln, mit der rechten oder linken Hand gegeneinanderklatschen, mit dem rechten Arm einhaken und einmal im Kreis drehen, an den Ohren ziehen, an der Nase herumführen, auf die Schulter klopfen, auf die Zehen treten, Kniebeugen Rücken an Rücken machen, gleichzeitig hochspringen und mit beiden Handflächen gegeneinanderklatschen).

- *„Grußspiel":* Ablauf ähnlich dem des Gasspiels. Der Spielleiter gibt vor, daß alle Spieler z. B. 90 Jahre als sind und sich so zu benehmen hätten (sie gehen gebückt, grüßen sich durch müdes Kopfnicken). Dann wird das Alter schrittweise verringert, wodurch die Begrüßungen zunehmend stürmischer werden (schnelleres Tempo, Hände schütteln, auf die Schulter klopfen, Klaps geben, in die Arme nehmen ...).

- *„Gespann":* Die Spieler stellen sich paarweise hintereinander, wobei jeweils ein Spieler seinem Vordermann die Hände auf die Schultern legt. Die Gespanne laufen nun zügig durcheinander, ohne zusammenzustoßen. Flotte Richtungswechsel der „Pferde" müssen auch von ihren „Wagen" rasch nachvollzogen werden. Wenn sich zwei Gespanne begegnen, bleibt eines stehen und läßt das andere zwischen Pferd und Wagen (also unter den Armen des Hintermannes) hindurchfahren.

- *„Zeitgefühl":* Jeder Spieler sollte, ohne auf die Uhr zu schauen, nach einer vorgegebenen Zeit stehenbleiben.

- *„Verkehrsspiel":* Alle Spieler laufen in flottem Tempo durch die Turnhalle, wobei jedoch eine Fortbewegung nur auf den farbigen Begrenzungslinien der meist vielfältig aufgezeichneten Spielfelder erlaubt ist. Unfälle müssen durch geschicktes Abbiegen auf andere Linien vermieden werden.

- *„Zahlenrufen":* Alle Spieler laufen durcheinander; wenn der Spielleiter eine Zahl ruft, finden sich jeweils Gruppen mit so vielen Spielern zusammen; wer übrigbleibt, hat verloren.

- *„Gruppenfinden":* Jeder Mitspieler erhält vor Spielbeginn durch Durchzählen (z. B. bis 4) eine Zahl zugeteilt; die Inhaber derselben Zahl müssen sich dann auf Kommando, z. B. Klatschen, zusammenfinden. Die schnellste Gruppe ist Sieger.

- *„Feuer - Wasser - Erde - Luft":* Die Gruppe läuft locker durcheinander. Auf das Kommando „Feuer" hin rennen alle in eine vorher bestimmte „feuerfeste" Zone, auf „Wasser" hin legen sich alle auf den Boden und machen Schwimmbewegungen, bei „Erde" bleiben alle wie versteinert stehen, bei „Luft" machen alle mit den Armen Flügelbewegungen.

- *„Arche Noah":* Jedem Spieler wird vom Spielleiter ein Tiername ins Ohr geflüstert (bzw. es werden Zettel mit Tiernamen verteilt). Jeder muß versuchen, „sein" Tier nachzumachen (z. B. eine Schlange, einen Vogel, einen Fisch etc.). Die Aufgabe besteht darin, daß sich die Tiergruppen möglichst schnell zusammenfinden, ohne daß dabei gesprochen wird.

  Steigerung: Jeder erhält neben seinem Tiernamen noch eine Familienstellung (Großvater, Vater, Sohn, Urenkel o. ä.). Die Tiergruppen müssen sich finden und in der richtigen Reihenfolge aufstellen, wobei die Verständigung zwar durch Tierlaute, aber natürlich nicht durch Worte erfolgen darf. Später können den Teilnehmern durch Zuruf dann zusätzliche Aufgaben gestellt werden (z. B. alle „Großväter" sammeln sich in der Ecke, alle „Fische" hüpfen auf einer Flosse, alle „Vögel" fangen einen „Wurm", die „Kinder" krabbeln auf allen Vieren um die Wette usw.).

- *„Verzaubern":* Durcheinanderlaufen; wenn ein Spieler einen anderen an der Schulter berührt, muß dieser in der augenblicklichen Körperhaltung stehenbleiben. Er wird dadurch befreit, daß sich ein anderer erbarmt und ihn einmal um seine Achse dreht.

- *„Eckenlaufen":* Die Ecken des Raumes werden durchnumeriert und die Spieler gleichmäßig verteilt. Auf Kommando des Spielleiters (z. B. „1 - 4") wechseln die Spieler der genannten Ecken die Plätze. Dabei müssen alle genau aufpassen, da sich ihre Eckennummer ja ständig ändert.

- *„Hans, guck Dich um":*   Die Spieler stehen an einer Hallenseite, der „Hans" auf der Gegenseite. Immer, wenn er Richtung Wand schaut, dürfen die Spieler in seine Richtung rennen. Wenn er „Halt" ruft, sich umdreht und dann noch jemanden laufen sieht, muß derjenige wieder ganz zurück. Das Risiko hängt vom Mut der einzelnen Spieler ab, und die Entscheidungen des „Hans'" sind natürlich sehr subjektiv. Wer zuerst die andere Hallenseite erreicht, hat gewonnen und wird zum neuen „Hans".

- *„Pendel":* In Gruppen zu ca. sechs Personen wird ein Spieler eingekreist. Dieser schließt die Augen, nimmt die Beine dicht zusammen, macht den Körper ganz steif und läßt sich nach einer Seite kippen. Die Mitspieler fangen ihn jeweils sanft (!) auf und geben ihn an ihre Nachbarn weiter.

- *„Kettenkarussell":* Gruppen zu vier Personen bilden einen engen Kreis und fassen sich an Hüften und Schultern. Dann beginnt sich der Kreis zu drehen und ein Mitspieler zieht die Beine an, bis er durch die Zentrifugalkraft nach außen getrieben wird.

- *„Reißverschluß":* Die Spieler legen sich dicht aneinander auf den Rücken, wobei die Beine abwechselnd nach rechts und links zeigen und die Köpfe jeweils direkt nebeneinander zu liegen kommen. Das Ganze sieht wie ein verzahnter Reißverschluß aus. Dann werden alle Arme nach oben gestreckt. Ein Mitspieler stellt sich an den Beginn des Reißverschlusses, streckt die Arme nach vorne und macht sich ganz steif. In dieser Haltung legt er sich vorsichtig auf die nach oben gestreckten Hände und wird von ihnen in der Mitte über die ganze Reihe hinweg transportiert. Der nächste folgt sofort hinterher. Jeder, der die andere Seite erreicht, schließt sich dort der liegenden Reihe an. Eine Matte ist hilfreich.

- *„Rollenbahn":* Die Spieler liegen mit geringem Abstand wechselseitig nebeneinander auf einer Matte, so daß abwechselnd Kopf - Beine - Kopf ... zu liegen kommen. Der letzte Mitspieler legt sich mit gestreckten Armen ganz steif der Länge nach über die anderen. Nun beginnen die unten Liegenden, sich seitlich über die Matte zu rollen, wodurch der obere Spieler über die Reihe hinweg zur anderen Seite transportiert wird. Dort schließt er sich den „Rollen" an. Der nächste folgt sofort hinterher.

- *„Gordischer Knoten":* Alle Spieler stehen dicht beieinander und geben sich nach verschiedenen Seiten (möglichst durcheinander) die Hände. Es wird nun versucht, durch Untendurch- bzw. Obendrüberklettern einen Kreis ohne Überschneidungen zu erreichen, wobei die Hände nicht gelöst werden dürfen. Evtl. entstehen dabei auch mehrere getrennte Kreise.

- *„Die Schlange häutet sich":* Alle stehen mit gegrätschten Beinen hintereinander und fassen mit der rechten Hand nach vorn, mit der linken zwischen den Beinen hindurch nach hinten die Hände der jeweiligen Nachbarn. Der letzte Spieler setzt sich auf den Boden und lehnt sich etwas zurück. Während sich die „Schlange" langsam rückwärts über ihn hinweg bewegt, folgt der jeweils nächste Spieler direkt dahinter, bis zum Schluß alle in einer Reihe sitzen. Die Hände dürfen bei dieser Aktion natürlich nicht gelöst werden. Dann „schlüpft" die Schlange in umgekehrter Reihenfolge wieder „in ihre Haut". Auch als Wettspiel mit zwei Mannschaften.

- *„Telegraphieren":* Zwei gleich große Gruppen stehen jeweils mit gegrätschten Beinen hintereinander. Auf das Kommando des Spielleiters hin beginnt der letzte Spieler, zwischen den Beinen der anderen hindurch nach vorn zu krabbeln, und stellt sich an die Spitze der eigenen Reihe. Wenn er diese Stelle eingenommen hat, gibt er mit einer Hand seinem Hintermann einen leichten Schlag auf den Oberschenkel, welcher dieses „Telegraphensignal" weitergibt. Wenn das Signal den letzten erreicht hat, startet nun dieser, um in gleicher Weise zwischen den Beinen der anderen hindurch nach vorn zu kommen. Diejenige Reihe, bei der der ursprüngliche Anführer zuerst wieder vorn steht, hat gewonnen.

- *„Tick - Tack":* Die Gruppe steht im Kreis. Ein Spieler beginnt, indem er „Tick" sagt und eine beliebige Bewegung macht (einen Arm vorstoßen, auf einem Bein hüpfen, in die Hocke gehen, mit den Händen einen Kreis beschreiben, den Kopf schütteln, die Schultern hochziehen, sich umdrehen ...), die von der ganzen Gruppe wiederholt wird. Der nächste folgt mit „Tack" und einer anderen Bewegung, woraufhin die Gruppe beide Teile wiederholt. Jeder folgende sagt eine beliebige Silbe oder ein kurzes Wort („auf, zu, ruck, zuck, biff, baff, so, da, hier, jetzt, weg ...") und denkt sich eine kurze Übung aus. Danach wird jedesmal die ganze Reihe von Beginn an von der Gruppe wiederholt, bis alle dran waren. Das Spiel führt zu ungeahnten Lacherfolgen und ist bei einer größeren Spielerzahl recht anstrengend.

Paarspiele

- *„Schattenlaufen":* Der eine Partner läuft voraus, der andere ist dicht dahinter und versucht, jede Bewegung möglichst exakt nachzumachen. Anschließend wechseln.

- *„Bleistiftführen":* Zweiergruppen, jede Gruppe hat zwei Bleistifte, die zwischen den jeweiligen Zeigefingern gehalten werden (auch die Finger wechseln). Einer gibt Bewegungen mit beiden Armen vor oder bewegt sich langsam zur Seite oder rückwärts, und der andere folgt so, daß kein Stift herunterfällt. Dann wechseln.

- *„Zahlenerkennen":* Zwei Mitspieler finden sich zusammen; der eine läuft in Form einer Zahl (eines Buchstabens, eines Symbols oder Zeichens) möglichst großflächig durch die Halle; der andere läuft hinterher und muß erkennen, was „geschrieben" wurde.

- *„Vertrauen":* Zwei Mitspieler haken sich an den Ellbogen ein; der eine schließt die Augen, sein Partner läuft in angepaßtem Tempo zwischen den anderen hindurch, ohne den „Blinden" anrempeln zu lassen. Am Schluß soll der „Blinde" noch zeigen, wo die Tür des Raumes ist.

- *„Roboter":* Ein Mitspieler schließt die Augen, der andere steht hinter ihm und gibt durch Tippen auf die Schulter die Richtung an, in die dieser gehen soll (z. B. 1 x rechts bedeutet Vierteldrehung nach rechts, 2 x bedeutet eine halbe Drehung etc.). Er ist auch dafür verantwortlich, daß es zu keinen Unfällen mit anderen „Robotern" kommt. Am Schluß soll der „blinde" Mitspieler zeigen, wo die Tür des Raumes ist.

- *„Marionettenspiel":* Ein Partner liegt am Boden, der andere zieht an imaginären Fäden, die an allen Gelenken des Liegenden befestigt sind, woraufhin dieser sich entsprechend bewegen und die entstandene (möglichst verwickelte) Körperhaltung beibehalten muß.

Kampfspiele

- *„Hahnenkampf":* Die Spieler stehen sich paarweise auf einem Bein gegenüber und verschränken die Arme vor der Brust. Jeder versucht, den anderen mit der Schulter aus dem Gleichgewicht zu bringen, so daß dieser das andere Bein auf den Boden setzen muß. Mit den Händen stoßen oder ziehen gilt nicht.

- *„Hieseltanz":* Die Spieler stehen sich paarweise gegenüber und versuchen, sich gegenseitig außen auf die Oberschenkel zu klatschen.

- *„Kette gegen Kette":* Zwei Gruppen bilden durch Unterhaken jeweils feste Ketten, die Rücken an Rücken sitzen. Auf ein Kommando hin versucht jeder, seinen gegnerischen Partner rückwärts über eine vorher festgelegte Linie zu schieben.

- *„Sitzfußball":* Markierung zweier Tore durch Taschen o. ä.; Fußballspiel, die Spieler bewegen sich aber halb sitzend, indem sie sich hinter dem Rücken abstützen und so auf allen Vieren gehen.

   Erschwerung für Trainierte: Das Gesäß darf bei keinem Spieler den Boden berühren, sonst wird er für eine Strafzeit (und zur Erholung) auf die Bank geschickt.

- *„Drachentöten":* 6 Spieler fassen sich von hinten an den Hüften und bilden so einen „Drachen". Der vordere Spieler ist der „Kopf", der letzte der „Schwanz". Die übrigen stehen in einem großen Kreis um den Drachen herum, werfen sich gegenseitig einen Ball zu und versuchen zwischendurch, den Drachenschwanz abzuschießen. Der Drache darf sich beliebig winden, um seinen Schwanz zu schützen, der Kopfspieler darf auch den Ball fangen.

  Wird der Schwanz getroffen, dann geht der Kopfspieler zu den Jägern über; wenn der Schuß völlig danebengeht (Ball fällt auf den Boden, ohne den Drachen zu treffen) oder wenn der Ball vom Drachen gefangen wird, wird der erfolglose Schütze als neuer Drachenschwanz eingesetzt. Je nach Geschick der Spieler kann so der Drache an Länge zunehmen oder nach und nach aufgelöst werden.

- *„Sumo":* Einen Kreis im Durchmesser von 2 m markieren; 2 Spieler versuchen, sich gegenseitig aus dem Kreis zu schieben. Alternativ auch sitzend Rücken an Rücken.

Fangspiele

- *„Spinnenspiel":* Dieses Spiel bietet sich an, wenn der Raum mit Spielern gut gefüllt ist. Ein Mitspieler liegt flach auf dem Boden und wird von den anderen so umringt, daß jeder ihn gerade noch mit einem Finger berührt. Auf das Signal des Spielleiters „Spinne los" versucht die „Spinne" auf allen Vieren, einen Mitspieler zu fangen. Jeder Abgeschlagene wird ebenfalls zu einer fangenden Spinne, bis der ganze Raum voller Spinnen ist.

- *„Kettenfangen":* Ein Spieler beginnt als Fänger; die Gefangenen fassen sich an den Händen und bilden eine Kette, wobei jedoch immer nur die beiden Enden der Kette weitere Spieler fangen, die inneren Glieder der Kette nur passiv-behindernd eingreifen dürfen. Wenn sich abzeichnet, daß trotz großer Mühe die letzten Spieler nicht abzuschlagen sind, wird vom Spielleiter verboten, unter der Kette durchzukriechen; es können dann die Noch-nicht-Gefangenen eingekreist werden.

- *„Paarfangen" (1):* Zwei Mitspieler haken sich an den Armen ein und fangen gemeinsam. Jeder abgeschlagene Spieler ersetzt die Position des jeweiligen Fängers im Fängerpaar. Diese Version vermindert gegenüber den üblichen Fangspielen das Tempo und damit die Verletzungsgefahr.

- *„Paarfangen"(2):* Zwei Mitspieler haken sich an den Armen ein und laufen gemeinsam durch den Raum. Ein gefangener dritter Spieler hakt sich dazu. Sobald die Kette 4 Spieler erreicht hat, wird sie geteilt, so daß 2 Paare zu je wieder 2 Spielern entstehen, die nun beide fangen usw.

- *„Einmauern":* Es gibt hier reihum jeweils einen Läufer, der von allen anderen gefangen werden soll. Diese dürfen ihn jedoch nicht abschlagen oder festhalten, sondern müssen versuchen, ihn durch rein passives Umringen einzumauern.

- *„Hindernisfangen":* Ein Fänger schlägt einen Mitspieler ab, welcher dann dessen Rolle übernimmt. Dabei muß er sich jedoch als Erschwernis mit der rechten Hand an der getroffenen Stelle festhalten. Besonders beliebt sind natürlich besonders „fiese" Stellen, wie z. B. Rücken oder Unterschenkel. Das Spielfeld darf daher nicht zu groß sein; ein weicher Untergrund ist bei evtl. Stürzen hilfreich.

- *„Bürgerkrieg":* Fangspiel alle gegen alle. Wer abgeschlagen wird, muß die getroffene Stelle mit einem Körperteil (Hände, Ellbogen, Kopf, Schulter, Fuß) berühren und abdecken. Diejenigen, die nach mehreren „Treffern" schließlich wehrlos sind, bekommen einen „Gnadenstoß" und müssen stehenbleiben.

- *„Fangen mit Variationen":* Ein Fänger schlägt einen Mitspieler ab, welcher dann dessen Rolle übernimmt. Der neue Fänger bestimmt jedoch die jeweilige Fortbewegungsart (z.B. auf einem Bein, auf allen Vieren, Hopserlauf, im Seitgalopp, rückwärts usw.).

- *„Taschentuch fangen":* Jeder Teilnehmer befestigt ein großes Taschentuch locker an der Rückseite des Hosenbundes. Auf das Startzeichen hin versuchen nun alle, anderen ihr Taschentuch wegzunehmen. Wer sein Tuch verliert, scheidet aus. Sieger ist am Schluß derjenige, welcher am meisten Tücher erbeutet hat.

- *„Tag und Nacht":* An einem Mittelstrich liegen sich zwei Spielergruppen paarweise so gegenüber, daß sich die Finger berühren (Bauchlage, Beine anziehen). Die einen sind „Tag", die anderen „Nacht". Auf das Kommando des Spielleiters hin („Tag" oder „Nacht") versucht jeder Spieler der genannten Tageszeit, den jeweils gegenüberliegenden zu fangen, welcher sich an die hinter ihm gelegene Wand retten kann.

- *„Tor auf":* Ein Fänger beginnt, die anderen zu fangen; ist jemand erwischt worden, muß dieser auf der Stelle stehenbleiben. Er kann aber befreit werden, wenn ein bisher noch nicht gcfangener Mitspieler zwischen seinen gegrätschten Beinen durchkrabbelt (meist -hechtet; am besten auf Matten). Wenn der Fänger nicht in der Lage ist, alle anderen Mitspieler abzuschlagen, werden zusätzliche Helfer bestimmt.

  Erschwerung: Statt der gegrätschten Beine kann auch die Liegestützposition als Tor dienen.

- *„Eckenfangen":* Die Mitspieler werden gleichmäßig in den Ecken verteilt, ein Fänger steht in der Mitte; aus jeder Ecke müssen ein oder zwei Mitspieler in eine andere, beliebige Ecke loslaufen und dort einen Mitspieler abschlagen, welcher dann ebenfalls zu einer Ecke seiner Wahl weiterläuft. Wenn der Fänger jemanden abschlägt, übernimmt dieser seine Rolle. *Achtung:* Wenn der bisherige Fänger nach dem Abschlagen eine Ecke erreicht, darf er nicht vergessen, den nächsten Läufer loszuschicken, da sonst die Zahl der Läufer rasch abnimmt.

- **„Pferdchenspiel":** Eine Reihe von „Pferden" steht im Kreis (Bankstellung), darüber im Grätschstand die „Reiter" (nicht darauf setzen!). Ein Pferd ist frei, der dazugehörige Reiter befindet sich auf der anderen Seite des Kreises. Dieser versucht nun, das freie Pferd zu erreichen, wobei ihn die anderen Reiter behindern, indem die jeweiligen Nachbarn rasch nach rechts oder links das Pferd wechseln.

- **„Partnerklau":** Kreis, die Mitspieler sitzen jeweils paarweise nebeneinander. Ein Jäger und ein erstes „Wild" laufen außerhalb des Kreises. Der Gejagte kann sich retten, indem er sich rechts (vorher nochmals erklären, wo rechts ist!!!!) neben ein Paar setzt. In diesem Moment wird der links Sitzende zum Fänger, der bisherige Fänger zum Gejagten.

  Variation: Dies kann auch in der Bewegung gespielt werden, indem sich jeweils zwei Spieler einhaken und frei über das Spielfeld laufen. Der Gejagte rettet sich durch Einhaken z. B. auf der rechten Seite eines Paares, der links Stehende wird zum Jäger.

- **„Zublinzeln":** Die Gruppe steht paarweise hintereinander im Kreis; ein Spieler ist allein. Dieser blinzelt nun dem Vordermann eines Paares zu, welcher sofort versucht, zum Einzelspieler zu laufen, um den Platz hinter ihm einzunehmen. Der Hintermann des Paares versucht jedoch, dies nach Möglichkeit zu verhindern, indem er seinen Vordermann reaktionsschnell festhält. Wenn er dies nicht schafft, wird er zwangsläufig zum neuen Einzelspieler. Ein flottes Spieltempo ist hier ausschlaggebend.

- **„Kreisel":** 6 Personen fassen sich an den Händen und bilden einen Kreis. Ein 7. Mitspieler ist außerhalb und versucht, einen vorher bestimmten Spieler des Kreises abzuschlagen. Der Spieler wird geschützt, indem sich der Kreis als Ganzes rasch nach links oder rechts dreht, so daß der Fänger sein Ziel nicht erreichen kann.

- **„Der Fuchs geht um", „Faules Ei":** Alle Spieler stehen im Kreis und werden von einem „Fuchs" umschlichen. Dieser läßt möglichst unauffällig hinter einem der Mitspieler ein „faules Ei" (Taschentuch) fallen, woraufhin der betroffene Spieler (sobald er es bemerkt hat) das Taschentuch aufnimmt und dem Fuchs nachjagt. Der Fuchs kann sich retten, wenn er den Kreis umrundet und sich in die entstandene Lücke einreiht.

- **„Komm' mit, geh' weg":** Ein Spieler umrundet den Kreis. Irgendwann tippt er einen Mitspieler an und ruft: „Komm' mit" oder „Geh' weg". Der Bezeichnete läuft in die angegebene Richtung und beide versuchen, die entstandene Lücke zuerst zu erreichen. Spannend ist dies auch mit 2 Fängern, wobei jeder, der den Kreis umrundet jede entstehende Lücke füllen darf (also auch fremde). Auf Gegenverkehr achten!

- **„Schlangenspiel":** Die Mitspieler fassen sich an den Hüften und bilden eine Schlange. Der „Kopf" versucht nun, den „Schwanz" zu fangen, was von der Schlange durch heftiges Winden verhindert werden soll. Der erfolgreiche Kopfspieler reiht sich dann als neuer Schwanz hinten ein, so daß die Reihe jedesmal um einen Spieler durchwechselt. Wenn viele Mitspieler vorhanden sind, müssen mehrere Schlangen gebildet werden.

6.2   Sportartspezifische Übungen

Das Aufwärmtraining wird natürlich vom Übungsleiter automatisch auf die eigene Sportart abgestimmt. So wird z. B. ein Fußballspieler ebenso wie ein Hürdenläufer seine Adduktoren besonders beachten und deren Dehnung nicht vergessen und ein Budosportler einen besonderen Schwerpunkt auf die Dehnung bestimmter Gelenke seiner Arme und Beine legen. Weiterhin gibt es typische Vorübungen, die sich als Einführung und geistige Vorbereitung auf die Bewegungsfolgen der jeweiligen Sportart bewährt haben und daher regelmäßig zum Einsatz kommen.

Ausschließlich sportartspezifische Übungen sollten allerdings erst am Ende der allgemeinen Aufwärmgymnastik durchgeführt und als Beginn des eigentlichen Trainings betrachtet werden. Durch das allgemeine Aufwärmen werden nämlich alle Muskelgruppen gleichmäßig berücksichtigt. Die typischen Bewegungsmuster der meisten Sportarten belasten hingegen wenige Muskelgruppen schwerpunktmäßig, so daß auf eine umfassende Aufwärm- und Ausgleichsgymnastik nicht verzichtet werden kann, um eine Dysbalance des übrigen Körpers zu vermeiden.

Dagegen können einzelne Elemente von typischen Bewegungsabläufen an der entsprechenden Stelle in die Gymnastik miteinbezogen werden, was später zu einem Wiedererkennen führt. Auch der spielerische Umgang mit dem Sportgerät (z. B. Ball) kann bei etwas Phantasie in das Aufwärmen und die Gymnastik einfließen und ist ein gutes Mittel gegen Langeweile (s. Kap. 7.1 „Gymnastik mit Hilfsmitteln"). Gerade in diesem Zusammenhang sollte die vielfältige Handhabung des Sportgeräts angestrebt werden, auch wenn dies mit der Taktik und Technik der eigentlichen Sportart vordergründig nichts zu tun hat. Sie bewirkt jedoch, daß z. B. der Ball nach einiger Zeit als „nicht fremd, sondern geradezu körpereigen" betrachtet wird, was ein wichtiges geistiges Ziel für ein erfolgreiches Spiel ist.

7   Spezielle Gymnastikarten

7.1   Gymnastik mit Hilfsmitteln

Viele Gerätschaften gehören zur üblichen Ausstattung von Sporthallen. Wenn die Mühe des Herholens (und u. U. des Aufbaus) nicht gescheut wird, lassen sich damit anspruchsvolle gymnastische Übungsserien vorbereiten und durchführen. Daneben gibt es jedoch häufig auch einfache Hilfsmittel wie Bälle, Stäbe oder durch Sporttaschen improvisierte Hindernisse oder Tore, die keiner großen Vorbereitung bedürfen. Besonders gut werden auch Übungen akzeptiert, bei denen das eigentliche Sportgerät (z. B. Schläger) zu Hilfe genommen wird, auch wenn sie mit der ausgeübten Sportart nichts zu tun haben. Die nachfolgenden Beispiele sollen Anregungen für einen abwechslungsreichen Trainingsablauf geben.

Matten

Für jede Gymnastik ist eine Ausstattung mit Matten günstig. Sie ermöglichen es, daß sitzende oder liegende Übungen nicht auf einem kalten, harten und u. U. schmutzigen Hallenboden gemacht werden müssen. Weiterhin federn Matten bei Lauf- oder Hüpfübungen den Körperschwung ab und schonen so die Gelenke. Wenn nicht sowieso der ganze Raum mit Matten oder Weichboden ausgelegt ist (wie z. B. bei Budosportarten), sondern einzelne Gymnastikmatten verwendet werden, dann lassen sich auch die ausgelegten Einzelteile leicht in Aufwärm- und Dehnungsübungen mit einbeziehen:

* Flottes Laufen auf der Stelle (Pantomimengehen) auf der Matte, neben der Matte (auf den gefühlsmäßigen Unterschied bezüglich Federung und Belastung der Beine achten!), langsam um die Matte herum.

* Hüpfen mit verschiedenen Variationen (s. Kap. „Koordinationsübungen") auf der Matte, am Mattenrand, jeweils ein Bein auf und ein Bein neben der Matte, um die Matte herum und zurück.

* Slalomkurs um die ausgelegten Matten.

* Parcours über die ausgelegten Matten; auf jeder Matte wird eine andere Übung durchgeführt, dazwischen gelaufen.

* Lauf über die im Kreis ausgelegten Matten; die (nicht zu großen) Abstände dazwischen werden übersprungen.

* Kräftigungs- und Dehnungsübungen der Waden am Mattenrand, indem die Fußballen auf und die Fersen neben die Matte gestellt werden.

* Hilfe bei Dehnungsübungen des Hüftbeugers, indem man sich mit dem Gesäß so an den Mattenrand legt, daß ein gestrecktes Bein auf dem etwas tiefer gelegenen Hallenboden aufliegt. Um ein Hohlkreuz zu vermeiden, wird das andere Knie ganz zur Brust gezogen (s. Gymnastikteil).

Ball

- Mit einem Ball lassen sich viele Grundbewegungen erweitern. Aus einem gewöhnlichen Lauf wird schon eine anspruchsvolle Koordinationsübung, wenn die Gruppe in Schlangenlinien läuft, während sich die Teilnehmer den Ball in raschem Wechsel gegenseitig zuwerfen. Als Ersatz kann auch ein Handtuch mit Knoten dienen.

- Wurfübungen, die der Geschicklichkeit und Schnelligkeit dienen: werfen und fangen auf verschiedenen Höhen, mit verschiedener Geschwindigkeit, mit Abprallen auf dem Boden, mit Prellen, sitzend mit den Beinen werfen; dazwischen evtl. andere Aufgaben durchführen lassen.

- Abgewandelte gymnastische Übungen:
  - statt Bauchaufzügen/Crunches wird der Ball auf den waagerecht in der Luft gehaltenen Unterschenkeln vor- und zurückgerollt;
  - statt einfachen Streckens der Beine im rückwärtigen Ellbogenstütz wird der Ball zwischen die Füße geklemmt oder mit den Zehen kontrolliert nach vorn geführt und wieder hergeholt;
  - statt Kniebeugen gehen alle in die Hocke und rollen den Ball in einer Achterbewegung um die eigenen Beine, usw.

- Schließlich gibt es eine Vielzahl von Spielen, in denen ein oder mehrere Bälle als notwendige oder improvisierte Hilfsmittel eingesetzt werden können (s. a. Kap. 6).

Sportgerät

Es bringt für die Übungsgruppe Abwechslung, wenn scheinbar altvertraute Gymnastikübungen durch das Gerät der eigenen Sportart (Schläger, Stab, Ball, Reifen ...) verfremdet werden. Diese Methode beschäftigt den Geist und lenkt von der körperlichen Anstrengung etwas ab. Hier einige Beispiele für Gymnastikstäbe, die sich aber auch zwanglos auf andere Sportgeräte übertragen lassen:

- Laufübungen; dabei werden die Arme gebeugt und gestreckt, indem der Stab nach oben und unten, nach oben und hinter den Kopf, nach links und rechts (eine Hand übergibt in die andere) geführt wird; seitliches Kreisen der Arme vorwärts und rückwärts (Vorsicht: Abstand halten).

- Die Gruppe bildet einen Kreis und läuft im Seitgalopp nach einer Seite; auf ein Kommando hin gibt jeder seinen Stab an den linken Nachbarn weiter und erhält dafür denjenigen des rechten. Nach einiger Zeit Richtungswechsel, bis jeder wieder seinen Stab in der Hand hält. Gelegentlich treten „Hamster" auf, die am Schluß mehrere Spiel- oder Sportgeräte in den Händen haben.

- Die Gruppe läuft im Kreis; auf ein vereinbartes Kommando hin (z. B. „Hipp" oder „Hopp") gehen alle kurz in die Hocke, legen ihren Stab innen oder außen am Kreis ab und nehmen statt dessen denjenigen des jeweiligen Vordermannes auf. Wenn nach einiger Zeit kehrt gemacht wird und keine Fehler vorkommen, läßt sich das Spiel solange fortsetzen, bis jeder wieder seinen Stab in der Hand hält.

- Schulterbreiter Stand; mit dem Stab in beiden Händen einen großen, senkrechten Kreis vor dem Körper beschreiben, dabei jedoch aufrecht bleiben und bei der unteren Kreishälfte in die Hocke gehen (Alternative zu Kniebeugen).

- Etwas über-schulterbreiter Stand, leicht in den Knien; mit dem Stab wird ein großer, waagerechter Kreis vor dem Körper beschrieben; es bewegt sich der ganze Oberkörper mit, dabei sind die Arme weit gestreckt und der Körper schwingt in den Knien hin und her (immer aufrecht bleiben!).

* Grätschsitz; der Oberkörper wird weit nach rechts gedreht und der Stab hinter dem Rücken abgelegt, anschließend wird er von links wieder zurückgeholt und zwischen den Beinen weit nach vorne geführt, Spannung kurz halten (aufrechter Oberkörper, kein Rundrücken!).

Kasten

* Bei Bauchaufzügen werden die Unterschenkel zur Entlastung der Hüftbeuger auf dem Kasten aufgelegt.

* Eine Kräftigung der Rücken- und Hüftstrecker ist ohne Gefahr der Hohlkreuzbildung möglich, wenn man die Ausgangslage so wählt, daß das Hüftgelenk an der Kante liegt und der Rumpf in Bauchlage nach unten hängt; dann wird der Körper bis zur Waagerechten gestreckt, ein Partner hält die Beine fest. Die Bewegung soll hauptsächlich aus dem Hüftgelenk erfolgen. Ruckartige Belastungen und starke Verbiegungen der Lendenwirbelsäule müssen vermieden werden.

* Alternative zur Kräftigung der Rücken- und Hüftstrecker: der Übende liegt mit Bauch und Oberkörper auf dem Kasten und hält sich seitlich fest, wobei die Hüftgelenke über die Kante gebeugt sind und die Beine nach unten hängen. Dann werden die Beine langsam (ohne Schwung zu holen) bis zur Waagerechten angehoben. Je nach Streckung der Knie läßt sich die Schwierigkeit erhöhen.

* Durch Abstützen am Kastenrand können erleichterte Liegestütze geübt werden. Je niedriger der Kasten gemacht wird, um so mehr Körpergewicht kommt auf die Arme. Auch hierbei muß jedoch immer auf die Streckung des Körpers geachtet werden, damit kein Hohlkreuz entsteht.

* Rückwärtiges Abstützen am Kastenrand ermöglicht erleichterte, rückwärtige Liegestütze bei aufrechtem Oberkörper. Die Beine werden nach vorn gestreckt (Beugung im Hüftgelenk) und liegen nur mit den Fersen am Boden auf. Dies trainiert neben der Arm- auch einen Teil der Rückenmuskulatur (Latissimus). Wenn man dann den Kasten niedriger macht oder die Hüfte etwas durchstreckt, erhöht sich auch hier die Spannung der Arme.

Kleiner Kasten / Stufe / Treppe

* Kräftigung der Kniestrecker durch Auf- und Absteigeübungen.

* Maximale Dehnung der Wade durch Absenken der Ferse unter das Standniveau an der Stufenkante; Kräftigung über den gesamten Bewegungsumfang des Sprunggelenkes möglich, wenn man in den Zehenstand geht; auf einen sicheren Stand achten (s. Gymnastikteil).

* Erleichterte Dehnungsübung für die Oberschenkelrückseite bei verkürzter Muskulatur (kommt häufig vor!): Aufrechter Stand, ein gestrecktes Bein wird mit der Ferse auf den kleinen Kasten oder eine untere Treppenstufe abgelegt. Nun schiebt man den betont aufrechten Oberkörper etwas nach vorn. Bei einer Verkürzung der Muskeln ist bereits nach wenigen Zentimetern eine starke Spannung in der Kniekehle zu spüren, die dann einige Sekunden gehalten wird. Ungeübte neigen hier zum Abknicken in der unteren Wirbelsäule, was durch äußere Kontrolle unbedingt vermieden werden muß. Auf festen, seitlichen Halt achten (Wand, Geländer).

7.2   Wirbelsäulengymnastik (Rückenschule)

Rückenschmerzen und andere Probleme mit der Wirbelsäule gehören zu den häufigsten Beschwerden unserer Zeit. Die Erfahrung zeigt, daß die Ursache hierfür oft nicht in einer direkten Erkrankung der Wirbel oder Bandscheiben zu suchen ist, sondern in einer funktionellen Störung, d. h. in einem fehlerhaften oder ungenügenden Zusammenspiel der Einzelteile.

Man kann sich die Wirbelsäule als einen Turm aus 24 Bauklötzen vorstellen, zwischen die als Puffer kleine Schaumstoffplättchen gelegt wurden (Bandscheiben) und auf dessen Spitze ein größeres Gewicht sitzt (Kopf). Daß diese Konstruktion nicht sofort in sich zusammenfällt, verdankt die Wirbelsäule einem starken Muskelmantel, der sie schienend umgibt und Abweichungen nach allen Seiten verhindert. Das ganze System ist aber gegen Störungen von außen sehr empfindlich und muß pfleglich behandelt werden.

Der einzige Teil, der hiervon aktiv beeinflußt werden kann, ist die Muskulatur, die eine aufrechte Haltung und eine gleichmäßige Verteilung der Belastungen bewirkt. Sie ist ein besonders wichtiger Teil im funktionellen Zusammenspiel des gesamten Systems und ist in der Lage, die nachlassende Funktion anderer Elemente (Bänder, Wirbel, Bandscheiben) zu korrigieren und zu kompensieren.

Eine Schwäche der beteiligten Muskulatur führt zwangsläufig zu Überlastungen einzelner Wirbelsäulenabschnitte und zu Schmerzen. Die wichtigsten Fehlhaltungen sind:

Rundrücken: Dieser entsteht, wenn man den Kopf und die Schultern nach vorne hängen läßt (v. a. im Sitzen, wenn das Becken nach hinten gekippt ist).

Hohlkreuz: Dieses entsteht, wenn man sich bei scheinbar aufrechtem Oberkörper in der Lendenwirbelsäule in die Bänder fallen läßt (Becken kippt nach vorn). Ein Hohlkreuz im Stehen kann auch durch eine mangelnde Beweglichkeit im Hüftgelenk bedingt sein, so daß eine richtige Beckenaufrichtung nicht möglich ist. Auch Schuhe mit hohen Absätzen unterstützen die Hohlkreuzhaltung.

Daneben gibt es noch seitliche Verbiegungen der Wirbelsäule, die je nach Ursache einer krankengymnastischen Behandlung oder weiterer ärztlicher Maßnahmen bedürfen.

Wesentlich für einen gesunden Rücken ist jedoch das **persönliche Verhalten**. Dieses beinhaltet die Vermeidung rückenfeindlicher Tätigkeiten und u. U. ein gezieltes Rückentraining. Da sich der Erfolg nicht von heute auf morgen einstellt, ist das Wichtigste: *üben und immer wieder daran denken.*

9 Todsünden für den Rücken:

* *Schlaffe Haltung* (d. h. Kopf und Schultern nach vorn hängen lassen, Rundrücken oder Hohlkreuz): Diese scheinbar bequeme Haltung verlagert die Haltekräfte des Körpergewichts von den Muskeln (die dann natürlich entspannt sind) auf die Bänder und kleinen Gelenke der Wirbelsäule. Da diese für eine Dauerbelastung dieser Art nicht geschaffen sind, kommt es nach einiger Zeit zu hartnäckigen Reizungen.

* *Schwache Muskulatur des gesamten Körpers:* Dies führt zu einer mangelhaften Abfederung der auf den Körper wirkenden Kräfte, z. B. bei Sprüngen oder beim Tragen von Lasten. Die dabei freiwerdenden Energien schlagen auf die Gelenke durch und verursachen Schmerzen.

- *Joggen auf Asphalt* ohne entsprechendes (besonders dämpfendes) Schuhwerk: Dieselbe Begründung.

- *Übermäßiges Körpergewicht:* Jedes überflüssige Kilo belastet nicht nur die Wirbelsäule, sondern v. a. auch die Hüft- und Kniegelenke. Um sich den Unterschied zwischen 75 und 95 kg klar zu machen, muß man sich einfach vorstellen, man wäre gezwungen, von morgens bis abends einen Rucksack mit 20 kg Gepäck herumzutragen und müßte dabei noch seine normale Arbeit verrichten. Wo nach 16 Stunden die Schmerzen herkommen, braucht man dann nicht mehr zu fragen.

- *Heben von Lasten aus dem „Kreuz":* Dies wird oft aus Bequemlichkeit gemacht, da sich die Beinmuskeln (die dafür eigentlich zuständig wären) zu schwach anfühlen. Es kommt dadurch jedoch aufgrund des Hebels zwischen Last und Rücken zu einer unnötigen Quetschung der Bandscheiben.

- *Zu niedrige Arbeitsflächen:* Wenn Tische für sitzende oder stehende Tätigkeiten (z. B. Sekretärin oder Hausfrau) zu niedrig sind, erzwingen sie eine Rundrückenhaltung, die nach einigen Stunden zwangsläufig zu Schmerzen im Nacken- und Brustbereich führt. Eine Unterlage wirkt hier u. U. Wunder.

- *Tiefe Sessel mit betont nachgiebiger Lehne:* Diese Sitzmöbel erscheinen anfangs sehr bequem, erzwingen jedoch einen Rundrücken, welcher nach längerem Sitzen die Bänder überlastet.

- *Zu weiche Matratze, die in der Mitte durchhängt:* Wenn die Bandscheiben auch noch nachts in dieselbe falsche Haltung gezwungen werden wie tagsüber, ist keine Erholung möglich.

- *Starke Verbiegungen oder Verdrehungen der Wirbelsäule:* Kunststücke, wie sie etwa von „Schlangenmenschen" vorgeführt werden, sehen zwar elegant aus, sind jedoch keinesfalls gesundheitsförderlich. Manche Übungen können nur deshalb so mühelos gezeigt werden, weil hierbei im Lendenbereich z. T. Brüche der kleinen Wirbelgelenke vorliegen, die durch die gut trainierte Muskulatur überspielt werden. Aber wehe, wenn Jahre später einmal die Kondition nachläßt!

Rückenfreundliches Verhalten im Sitzen

- *Haltungskorrektur:* Kopf aufrecht, Kinn zurücknehmen, Schultern locker nach hinten fallen lassen, Wirbelsäule aufrichten, Becken vorkippen, Beine leicht spreizen. Ein dünnes, keilförmiges Kissen auf der Unterlage (dicker Teil hinten) erleichtert eine aufrechte Körperhaltung und unterstützt die Beckenkippung.

- Nicht immer in derselben Haltung sitzen, sondern abwechselnd vorbeugen, aufrecht sitzen und zurücklehnen. Der Stuhl sollte eine ausreichende Lehne haben, die alle 3 Haltungen zuläßt und dann an unterschiedlichen Punkten den Rücken stützt.

- Ausreichende Höhe von Stuhl und Tisch: die Fußsohlen sollen mit der ganzen Fläche fest auf dem Boden stehen, die Unterarme liegen locker auf der Tischfläche auf, ohne daß die Schultern hochgezogen sind.

Rückenfreundliches Verhalten im Stehen

- *Haltungskorrektur:* Kinn und Schultern zurücknehmen, Unterbauch und Gesäß anspannen, minimal in die Knie gehen oder ein Bein leicht nach vorne stellen (dadurch kippt das Becken etwas zurück), Hohlkreuz vermeiden.

- Heben von Lasten: In die Knie gehen, den Rücken gerade halten, die Last möglichst dicht an den Körper nehmen, damit keine Hebelkräfte entstehen.

- Lasten gleichmäßig verteilen, also zwei Einkaufstaschen statt einer oder ein Rucksack (mit Beckengurt, damit das Gewicht nicht auf den Schultern hängt).

- Ausreichende Arbeitshöhe von Tischen.

- Bei Tätigkeiten am Boden in die Hocke gehen, nicht längere Zeit in gebückter Haltung arbeiten.

Gymnastik

Eine gezielte Rückengymnastik sollte beinhalten:

- Training der Stütz- und Haltemuskulatur:
    - Gesäß
    - Bauch
    - oberer Rücken
    - Schultern,

- Dehnung des Hüftbeugers,

- vorsichtige Dehnung des unteren Rückens (verringert eine Hohlkreuzhaltung),

- Dehnung der häufig verspannten Nackenmuskulatur.

Bei wiederholt auftretenden Rückenschmerzen sollte dieses Training täglich 15 Minuten durchgeführt werden, *und zwar auch dann, wenn es nicht mehr weh tut!* Hierfür sind im Gymnastikteil (Kap. 5.6) vielfältige Übungen angegeben. Sollten sich die Schmerzen bei der Gymnastik verstärken, so ist das weitere Vorgehen mit einem Arzt zu besprechen.

7.3   Fußgymnastik

Der Fuß des Menschen hat eine schwere Aufgabe. Er muß einerseits den Körper tragen, wobei nicht nur das Gewicht von 70, 80 oder mehr Kilogramm, sondern bei Sprüngen noch das Mehrfache davon auf ihn einwirkt. Andererseits soll er bei jedem Schritt die dabei auftretenden Kräfte abfedern, damit keine harten Stöße auf die darüberliegenden Gelenke durchschlagen. Um dies zu bewerkstelligen, sind die Fußknochen nach dem Prinzip eines Kellergewölbes aneinandergefügt, bei dem sich jeder Stein auf den anderen abstützt. Das Ganze ist auf der Unterseite mit Bändern, Muskeln und Sehnenzügen verspannt.

In der heutigen Zivilisation wird allerdings der Fuß häufig nicht mehr richtig beansprucht. Gehen in „ausgelatschten" Schuhen und hochhackigen Damenpumps ersetzen das Barfußlaufen. Materialtricks der modernen Sportschuhe (Dämpfung, Versteifung, Federung, Führung), die bei unseren Sportanlagen notwendig geworden sind, nehmen dem Körper einen Teil seiner ursprünglichen Aufgabe der Stabilisierung und Steuerung des Fußes ab. Dieses ist zwar eine subjektive Erleichterung, bedeutet andererseits aber ein Minus an Training und individueller Geschicklichkeit.

Die Folge hiervon ist häufig eine Schwäche der Fußmuskeln gegenüber den ihnen gestellten Aufgaben, was langfristig zu einem Absinken des Fußgewölbes führt. Vor allem langes Stehen, bei dem die Unterschenkelmuskulatur weitgehend entspannt ist, bewirkt eine passive Belastung der Bandstrukturen, der diese auf Dauer nicht gewachsen sind. Es kommt zur Ausbildung von Senk-, Spreiz- oder Plattfüßen.

Die beste Maßnahme, dies zu verhindern, ist regelmäßiges Barfußgehen auf einem unebenen Untergrund (Wiese, Sandstrand), der dem Fuß vielfältige sensible Reize gibt und die Stellreaktionen trainiert. Aber auch die in Kapitel 5.6 bei „Fuß" und „Unterschenkel mit Fuß" aufgeführten Übungen (Mobilisation, Kräftigung und Dehnung) sind, evtl. in Kombination mit der Gangschulung des allgemeinen Aufwärmens, eine ausgezeichnete Fußgymnastik, welche allerdings jeden Tag ca. 10 Minuten gemacht werden müßte.

Daneben sind alle Übungen hilfreich, die die Geschicklichkeit der Füße fördern. Man kann z. B. versuchen, einen Kugelschreiber mit den Zehen aufzuheben und von einem Fuß an den anderen zu übergeben, oder es lassen sich spielerische Übungen mit Murmeln oder Taschentücher erfinden. All dies ist auch nebenher (unter dem Schreibtisch, vor dem Fernseher) möglich und bedarf keines großen Aufwandes.

7.4   Abwärmen / Passive Gymnastik

Bei einem anstrengenden Training sind Kreislauf und Hormonspiegel auf „Leistung" getrimmt, um die erforderlichen Energien zu liefern. Ebenso wie man eine Maschine nicht von 100 auf 0 abwürgt, ist es auch sinnvoll, dem Körper nach der Belastung eine kurze Zeit zu gönnen, in der er sein Arbeitsniveau geordnet zurückfahren kann. Dieses sogenannte Abwärmen hat folgende **Ziele**:

- Förderung der Muskeldurchblutung nach hartem Training,
- Verringerung von „Muskelkater",
- rascherer Abtransport der im Training entstandenen Stoffwechselprodukte,
- langsame Normalisierung von Atmung und Herzschlag.

Beispiele

- Einige Minuten lockeres Traben,
- Stretching der im Training besonders beanspruchten Muskeln, um einer Muskelverkürzung vorzubeugen; *aber:* vorsichtiges Vorgehen, da bei ermüdeten Muskeln eine schlechtere Dehnfähigkeit und Durchblutung besteht,
- Wechselduschen,
- warmes Baden,
- Massage,
- Sauna.

Eine interessante und angenehme Form des Abwärmens ist die **„passive" Gymnastik**. Hierbei liegt oder sitzt ein Partner ganz entspannt auf einer Matte, hat die Augen geschlossen und wird von einem Helfer vorsichtig durchbewegt. Auch der Wechsel der Ausgangsposition von einer Übung zur nächsten sollte jeweils vom „aktiven" Partner vorgenommen werden, um die Passivität des anderen während der gesamten Übungsabfolge zu erreichen. Auf stark verdrehende oder wirbelsäulenbelastende Bewegungen sollte bewußt verzichtet werden, da die Grenzen der Belastung vom aktiven Partner nicht abgeschätzt werden können.

Beispiele

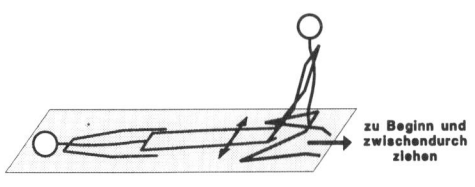

zu Beginn und zwischendurch ziehen

Rückenlage des „passiven" Partners; der aktive sitzt im Kniesitz am Fußende, hält die Fersen bzw. den unteren Fußknöchelbereich mit gestreckten Armen von unten bequem an seinem Bauch und setzt sich dabei so weit nach hinten, daß eine Spannung aufgebaut wird; dann mit der Körpermitte bei kleinem Ausschlag und hoher Frequenz (ca. 2 x/sec) hin und her schwingen, so daß sich die Bewegung auf den liegenden Partner überträgt; nach einiger Zeit muß „nachgespannt" werden, damit eine gute Übertragung erhalten bleibt. Die Übung ist richtig, wenn der liegende Partner am ganzen Körper bis hin zum Kopf in leichte Schwingungen versetzt wird.

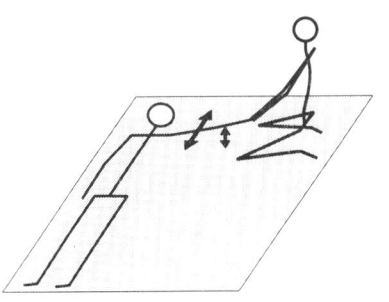

Rückenlage des „passiven" Partners; der „aktive" sitzt seitlich auf Schulterhöhe im Kniesitz, umfaßt das Handgelenk fest mit beiden Händen (es soll gut geschient sein und darf sich nicht mehr frei bewegen) und versetzt den Arm in leichte Schwingungen nach oben und unten; dabei verlagert er langsam den Zug abwechselnd in Richtung Kopf und Rumpf. *Achtung:* Die Schwingungen dürfen nicht so groß sein, daß der Ellbogen am Boden aufschlägt.

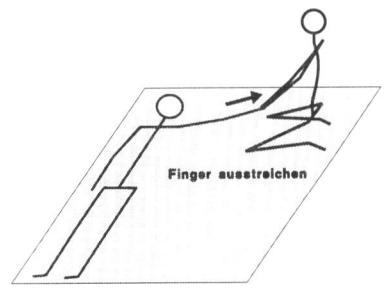

Rückenlage des „passiven" Partners; der „aktive" sitzt wie bei der vorigen Übung; die Finger einzeln Richtung Fingerspitze ausstreichen.

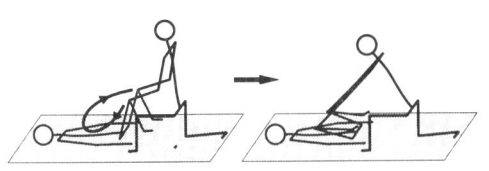

Rückenlage des „passiven" Partners; der „aktive" kniet im Ausfallschritt neben den Beinen, beugt diese an und kreist die Knie im Atemrhythmus des Liegenden von links nach rechts und umgekehrt, und zwar beim Ausatmen auf den Brustkorb zu und beim Einatmen vom Körper weg; der „aktive" sollte sich der Atmung des „passiven" Partners anpassen ; *die Übung muß ohne Kraft ausgeführt werden*, dient der weichen Mobilisierung des Partners und ist auch als Atemübung für beide zu verstehen.

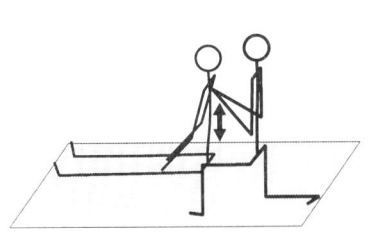

Sitz des „passiven" Partners; der „aktive" kniet im Ausfallschritt dahinter, bildet mit den beiden senkrecht zueinander sich berührenden Handflächen einen Hohlraum und klopft mit einem Handrücken die Muskelstränge neben der Wirbelsäule von oben nach unten und umgekehrt ab. Die Übung ist richtig, wenn bei jedem Klopfen die Luft hörbar aus dem Hohlraum entweicht (es entsteht ein „quietschendes" Geräusch). *Achtung:* Es soll nicht die Wirbelsäule selbst beklopft werden (diese ist genau in der Mitte und läßt sich leicht als harte Region tasten), sondern die seitlich davon liegenden Muskeln. Der Partner darf auch nicht mit Handkantenschlägen traktiert werden.

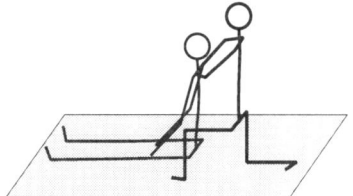

Sitz des „passiven" Partners; der „aktive" kniet im Ausfallschritt dahinter und knetet die Muskulatur des rückwärtigen Schulter- und Halsbereiches mit flächig aufgelegten Händen durch. *Achtung:* Nicht den Daumen oder die Fingerspitzen in die Muskulatur bohren, da diese sonst schmerzt und sich eher verspannt.

Negativbeispiele

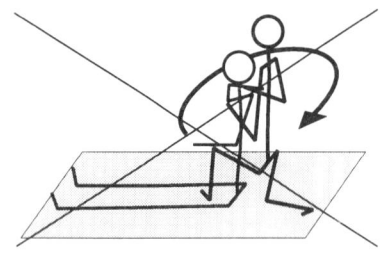

Sitz des „passiven" Partners; Verdrehen der Wirbelsäule nach hinten durch den „aktiven" Partner.

Begründung: Empfindlichkeit der Wirbelsäule gegenüber Drehbewegungen, schlechte Einschätzbarkeit der Belastungsgrenzen durch den „aktiven" Partner.

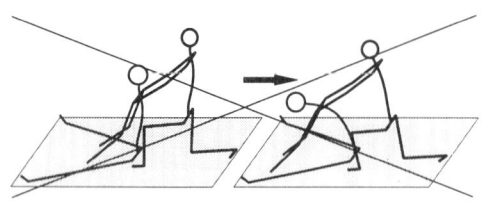

Grätschsitz des „passiven" Partners, dessen Oberkörper vom „aktiven" nach vorn Richtung Boden gedrückt wird.

Begründung: Kaum Dehnung der Oberschenkelrückseite, dafür starke Biegebelastung der Lendenwirbelsäule. Die Vorstellung, man könne durch den Druck des Partners einen besonderen Dehnungseffekt erreichen, ist irreführend.

8 Kraft- und Beweglichkeitstests (Muskelfunktionstests)

Das folgende Kapitel soll dem einzelnen die Möglichkeit geben, eine Standortbestimmung durchzuführen und die Fortschritte seines Trainings zu objektivieren. Als die wesentlichen Eigenschaften eines Muskels wurden schon die Kraft und sein Bewegungsumfang (also seine Dehnbarkeit) beschrieben. Es gibt einige Übungen, mit deren Hilfe diese beiden Eckwerte für die wichtigsten Muskelgruppen überprüft werden können. Diejenigen Körperbereiche, welche besonders übungsbedürftig sind und daher auch einer besonders kritischen Kontrolle unterzogen werden müssen, wurden bereits zu Beginn von Kapitel 5 (Gymnastikteil) näher beschrieben.

Es ist klar, daß die Übungen z. T. hohe Anforderungen an das jeweilige Bewegungssystem stellen, woraus sich folgende Konsequenzen ableiten lassen:

- Einige Übungen sind nicht nur zu Test-, sondern auch zu Trainingszwecken geeignet.

- Bei Testübungen mit einem Partner ist sorgsam darauf zu achten, daß die Schmerzgrenze nie überschritten wird.

- Manche dabei auftretende Körperhaltungen (z. B. Kniebeugen mit spitzem Winkel, Verbiegungen der Wirbelsäule) sind bei Testübungen zu tolerieren, sollen jedoch im Trainingsbetrieb vermieden werden.

- Es kommt leicht zu Ausweichbewegungen, die vom Trainer erkannt werden müssen. Sie sind ein Zeichen mangelnder Dehnbarkeit und führen durch Selbstbetrug zu falschen, scheinbar besseren Ergebnissen.

Tests der Kraft

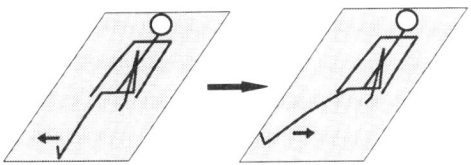

Adduktoren (Oberschenkelinnenseite)

Rückenlage, ein Bein angezogen; das andere Bein gestreckt seitlich führen, Fuß dabei nach außen drehen.

Abschwächung: Nach wenigen Wiederholungen ist nur noch ein mühsames Seitwärtsführen des Beines möglich.

Abduktoren (Oberschenkelaußenseite), Gesäß

Seitlage, Körper seitlich ganz abgelegt, unteres Bein gestreckt oder leicht gebeugt, oberes Bein gestreckt; das obere Bein gestreckt anheben, die Fußkante zeigt nach oben.

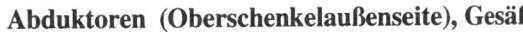
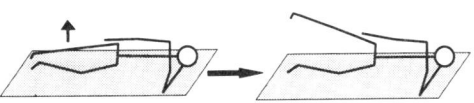

Abschwächung: Nach wenigen Wiederholungen ist nur noch ein mühsames Anheben des Beines möglich.

Gesäß

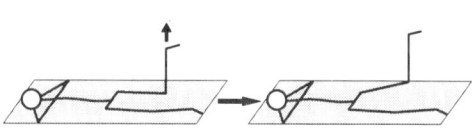

Bauchlage, ein Bein gestreckt, das andere angezogen; dessen Knie vom Boden abheben; da sich hier leicht ein Hohlkreuz bildet, ist diese Übung nicht für den üblichen Trainingsbetrieb geeignet.

Abschwächung: Das Knie kann nicht oder nur wenig vom Boden gehoben werden.

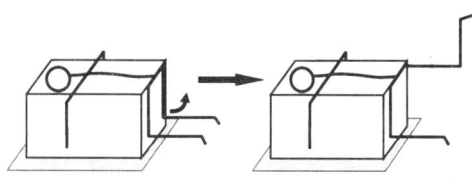

Bauchlage auf einem Kasten o. ä.; ein Oberschenkel ist rechtwinklig gebeugt am Kasten, der andere Oberschenkel sollte bis zur Waagerechten bei rechtwinklig gebeugtem, d. h. senkrecht in der Luft stehendem Unterschenkel angehoben werden.

Abschwächung: Nach wenigen Wiederholungen kann der Oberschenkel nicht mehr waagerecht gehoben werden, der Unterschenkel wird angezogen.

Oberschenkel, Hüft-, Rumpfstabilisatoren, Rücken

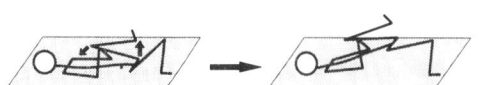

Rückenlage, beide Beine angezogen, eines davon am Knie zur Brust ziehen; dann das Gesäß vom Boden hochstemmen, bis Wirbelsäule und Oberschenkel eine Linie bilden.

Abschwächung: Das Becken kann nur wenig angehoben werden.

Bauch

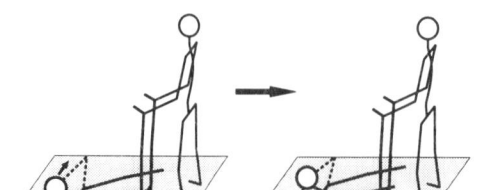

Rückenlage, gestreckte Beine senkrecht in der Luft, Knöchel werden vom Partner festgehalten; Kopf, Schultergürtel und Brustwirbelsäule vom Boden abheben, einrollen.

Abschwächung: Nur die Schultern können abgehoben werden.

gut: Auch die Brustwirbelsäule löst sich vom Boden.

sehr gut: Aufrichten mit den Händen im Nacken.

Rücken, Schultergürtel

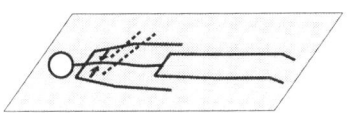

Bauchlage; der Partner faßt die unteren Ränder der Schulterblätter und läßt dann gegen Widerstand anspannen, d. h. die Schulterblätter Richtung Wirbelsäule ziehen.

Abschwächung (untere Schulterblattfixatoren): Die Schulterblätter können nicht Richtung Wirbelsäule oder zum Brustkorb gezogen werden.

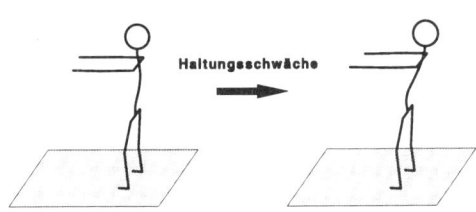

Matthiasscher Versuch zum Erkennen einer Haltungsschwäche bei Kindern:
Aufrechter Stand, Arme nach vorn gestreckt, 30 Sekunden halten.

Abschwächung der Rumpfmuskulatur: Der Oberkörper wird zurückgebeugt und geht in eine Hohlkreuzhaltung, um so ein Absinken der Arme zu vermeiden.

Rücken, Arm, Schultergürtel

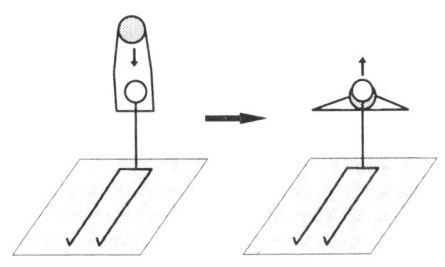

Sitz, aufrechter Oberkörper; ein Ball o. ä. wird mit seitlich abgespreizten und nach hinten gezogenen Ellbogen hinter den Kopf geführt.

Abschwächung: Nach wenigen Wiederholungen wandern die Ellbogen nach vorn, Entstehung eines runden Rückens, Neigung des Kopfes.

Hals mit Nacken

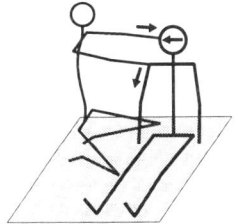

Sitz; Partner sitzt im Kniesitz daneben und drückt seitlich unter Gegenkraft des anderen gegen den Kopf (isometrisch), die andere Hand hält die Schulter unten.

Abschwächung (Trapezmuskel - oberer Teil): Kaum Gegenkraft möglich.

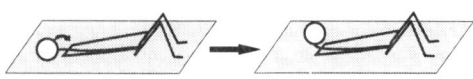

Rückenlage, Beine angezogen; Kinn an Brust ziehen, d. h. nicken.

Abschwächung (tiefe Halsbeuger): Nach wenigen Wiederholungen kann der Kopf nur noch schwer angehoben werden.

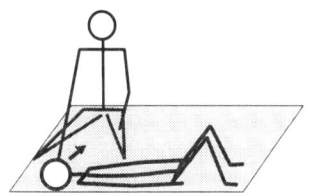

Rückenlage, Partner drückt von oben gegen die Stirn; der Liegende muß versuchen, dennoch den Kopf anzuheben (isometrisch).

Abschwächung (tiefe Halsbeuger): Es ist kaum Gegendruck möglich.

Tests der Dehnfähigkeit

Wade

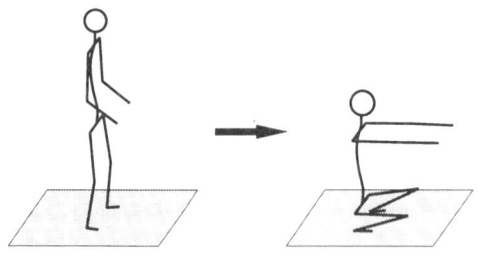

Stand, die Großzehen sind nach vorn ausgerichtet; tiefe Kniebeuge, die Fersen bleiben auf dem Boden; nur als Testübung verwenden, da hier im Knie ein spitzer Winkel erzeugt wird.

Verkürzung: Gesäß kommt nicht bis zu den Unterschenkeln.

sehr gut: Völliges Absetzen auf die Fersen ist möglich.

Wade, Kniebeuger (Oberschenkelrückseite)

Sitz, gestreckte Beine geschlossen; Vorneigen des Oberkörpers mit Vorführen der Arme auf die Beine, mit den Händen über die Füße greifen, falls möglich die Fersen vom Boden abheben; da hierbei die Wirbelsäule nicht aufrecht bleiben kann, nur als Testübung verwenden.

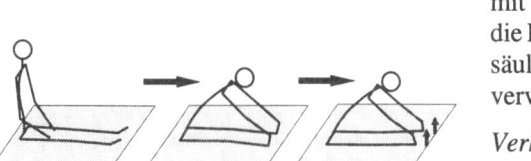

Verkürzung: Die Hände können nicht über die Füße greifen.

sehr gut: Abheben der Fersen ist möglich (setzt auch eine gute Dehnfähigkeit des Rückens voraus).

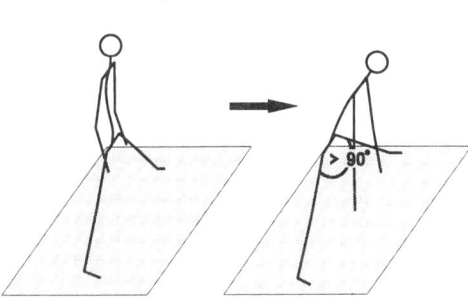

Adduktoren (Oberschenkelinnenseite)

Gegrätschter Stand; ins Querspagat rutschen, die gestreckten Beine dabei symmetrisch aus der Grätschstellung nach seitlich führen, evtl. mit den Händen am Boden abstützen; auch als Dehnübung mit aufrecht nach vorn gebeugtem Oberkörper und Abstützen durch die Arme, da nur so eine Entspannung der Beinmuskulatur möglich ist.

Verkürzung: Der Winkel zwischen beiden Beinen ist kleiner als 90°.

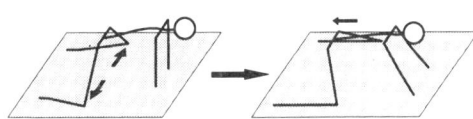

Vierfüßlerstand; die Knie so weit auseinanderbewegen, daß eine Spannung entsteht, Gesäß nach hinten schieben.

Verkürzung: Es ist kaum eine Rückverlagerung des Gesäßes möglich.

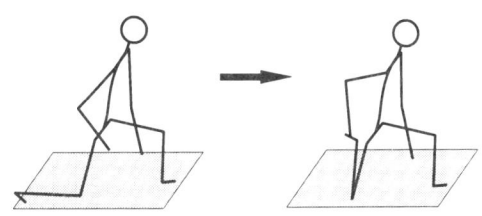

Kniestrecker (Oberschenkelvorderseite)

Kniestand im Ausfallschritt; die Ferse des hinteren angezogenen Beines wird Richtung Gesäß geführt, evtl. mit dem anderen Arm abstützen.

Verkürzung: Die Ferse kann das Gesäß nicht berühren.

sehr gut: Es kann zusätzlich die Hüfte nach vorn geschoben werden.

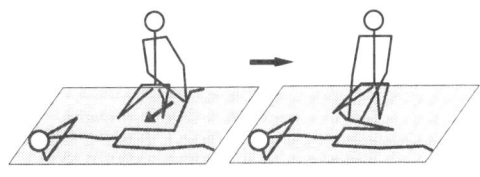

Bauchlage; der Partner kniet daneben und bewegt eine Ferse des Liegenden in Richtung Gesäß.

Verkürzung: Der Unterschenkel berührt nicht den Oberschenkel.

sehr gut: Das Gesäß kann mit der Ferse berührt werden.

Kniebeuger (Oberschenkelrückseite), Gesäß

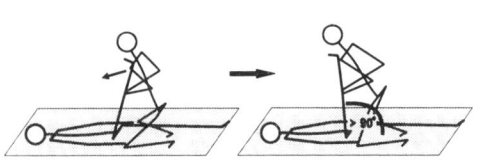

Rückenlage, beide Beine gestreckt; das liegende wird vom Partner belastet, damit es gestreckt bleibt, das andere unter Beibehaltung der Streckung des Knies Richtung Kopf bewegt; *Vorsicht:* es kommen leicht Ausweichbewegungen vor, die zu einer Fehleinschätzung führen.

Verkürzung: Zwischen beiden Beinen kann kein Winkel von etwa 90° (oberes Bein senkrecht in der Luft) erreicht werden.

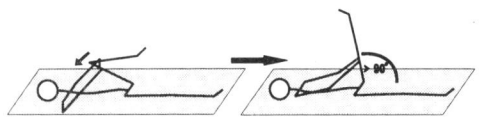

Rückenlage; unteres Bein gestreckt, oberes gebeugtes Bein am Oberschenkel etwas zu sich heranziehen und das Bein dann strecken; keine geeignete Dehnübung, da hierbei keine Entspannung der Muskulatur möglich ist.

Verkürzung: Wenn beide Beine gestreckt sind, ist das obere Bein noch nicht in der Senkrechten.

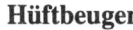

Hüftbeuger

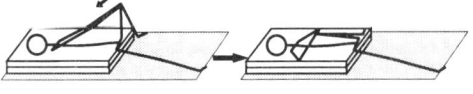

Rückenlage auf zwei Matten, mit dem Gesäß aufliegen; ein Bein wird in der Hüfte überstreckt, das Knie gestreckt, das andere Knie gebeugt zur Brust herangezogen.

Verkürzung: Das untere Bein bleibt nicht gestreckt, das Knie geht nach oben.

sehr gut: Die Ferse kann bei völlig gestrecktem Bein in der Ausgangsposition bleiben.

gesamte Bein- und Hüftmuskulatur

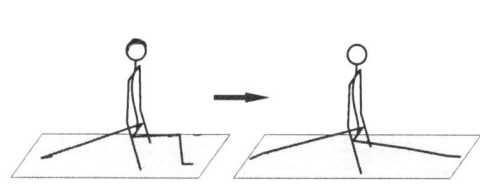

Stand im weiten Ausfallschritt; seitlich abstützen, vorderes Bein strecken, hinteren Fußrücken auf den Boden und mit gestreckten Beinen ins Längsspagat rutschen, dabei vorderes Bein weitmöglichst gestreckt nach vorn und hinteres Bein gestreckt nach hinten führen; da der Oberkörper beim seitlichen Abstützen (zur Entlastung der Beinmuskulatur und Stabilisierung) meist nicht aufrecht bleiben kann, ist diese Testübung nicht als günstige Dehnübung zu verstehen.

Hüfte

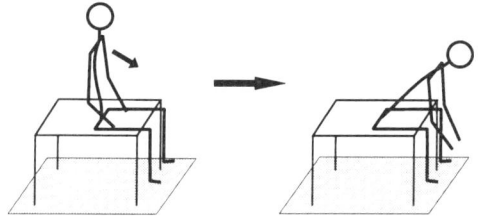

Sitz auf einem Tisch o. ä.; Neigung von Oberkörper und Becken nach vorn, Rücken gerade halten.

Eingeschränkte Beweglichkeit: Ein aufrechtes Vorneigen mit Beckenkippung ist nicht möglich.

Rumpfseite

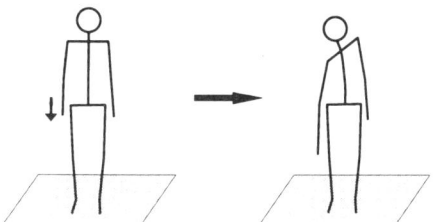

Stand, gestreckte und geschlossene Beine; reine Seitwärtsneigung mit Herabschieben einer Hand; nicht als normale Dehnübung verwenden, da hierbei eine starke seitliche Belastung der Wirbelsäule auftritt.

Verkürzung: Die seitliche Hand kommt nicht bis zum Kniegelenkspalt.

Arm, Schultergürtel, Brust

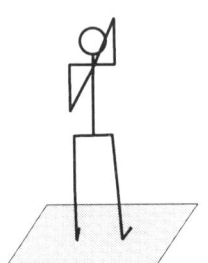

Stand; eine Hand von oben über die gleichseitige Schulter, die andere Hand von unten hinter den Körper bringen und versuchen, die Hände hinter dem Rücken zueinander zu führen, sie einander berühren zu lassen oder sogar ein Handgelenk zu umfassen.

Verkürzung: Es ist keine bzw. nur eine geringe Berührung der Hände möglich.

sehr gut: Gutes Fassen der Hände oder sogar Umfassen eines Handgelenkes.

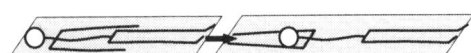

Rückenlage; Ablegen der Arme nach hinten-oben-innen.

Verkürzung (v. a. Brustmuskeln): Ein Ablegen ist nicht möglich.

gut (dehnfähige Brustmuskeln): Die Brustwirbelsäule bleibt am Boden, keine Hohlkreuzbildung.

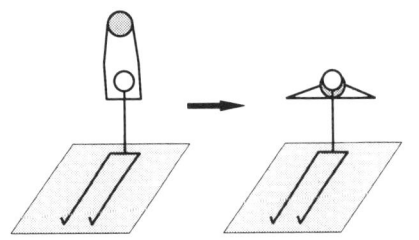

Sitz, aufrechter Oberkörper; Ball o. ä. wird mit seitlich abgespreizten und nach hinten gezogenen Ellbogen hinter den Kopf geführt.

Verkürzung (Brustmuskeln): Die Ellbogen können nicht in Höhe der Schultern auf die Seite geführt werden.

9 Tägliches Fitneßtraining: „Sport auf Musik"

Um die Dehnbarkeit des Körpers im Erwachsenenalter merklich zu verbessern, ist 3mal wöchentlich 1/2 Stunde Stretching notwendig. Um darüber hinaus auch das allgemeine körperliche Leistungsvermögen deutlich zu steigern, sollte 3mal ein einstündiges Training mit Ausdauer-, Kräftigungs- und Dehnübungen eingeplant werden. Manchmal fehlt zu einer wöchentlich mehrfachen Betätigung in einem Sportverein die Zeit oder Gelegenheit. In diesen Fällen kann natürlich auch zu Hause durch ein tägliches kürzeres Fitneßtraining allein oder mit der Familie ein ähnlicher Effekt erzielt werden. Da jeder Weg mit dem ersten Schritt beginnt, werden hier Beispiele aufgeführt, wie man ohne Hilfsmittel täglich 20 Minuten Sport (z. B. als „Frühsport") treiben und dabei sowohl die eigene Fitneß verbessern als auch Gewicht reduzieren und das Wohlbefinden steigern kann.

Nachfolgend werden 3 Trainingsprogramme vorgestellt, in denen die anfangs erläuterten Grundsätze für verschiedene Leistungsgruppen beispielhaft umgesetzt wurden. Die Trainingsfolgen sind aus den Bereichen Aufwärmen, Mobilisieren, Kraft und Beweglichkeit so ausgewählt, daß alle großen Gelenk- und Muskelpartien davon angesprochen werden. Um bei regelmäßiger Wiederholung eine Langeweile zu vermeiden, wird empfohlen, einzelne gut beherrschte Übungen von Zeit zu Zeit durch Variationen oder Alternativen zu ersetzen (s. die Kapitel 4 - 7). Bei Übungen mit reiner Zeitvorgabe ist eine individuelle Leistungsanpassung dadurch zu erreichen, daß die Wiederholungszahl nach dem eigenen Vermögen gesteigert wird. Natürlich sind die vorgeschlagenen Programme bei zunehmender Kondition auch zeitlich beliebig ausbaubar.

Diese Beispiele sollen zu einem regelmäßigen Fitneßtraining allein oder im kleinen Rahmen animieren, können aber auch von Übungsleitern als Aufwärmgymnastik übernommen werden. Der Übersichtlichkeit halber wurden immer 5 Minuten auf einer Seite abgebildet, so daß ein schnelles Erfassen der jeweils nächsten Übung möglich ist. Die ausführliche Beschreibung der Bewegungen findet sich im Gymnastikteil und sollte bei Unklarheiten vorher nochmals nachgelesen werden.

Es hat sich gezeigt, daß das Training, vor allem in der Gruppe, mit Begleitmusik sehr viel Spaß macht. Da die Übungen gemeinsam im Takt der Melodie ausgeführt werden, eignet sich für die Aufwärm- und Kraftphasen ein flotter Rhythmus (Discomusik), für Anspannübungen und Stretching ein langsames Tempo. Wir empfehlen hierzu zwei vorbereitete Musikkassetten, die nach der Hälfte der Zeit ausgewechselt werden.

Leistungsstufe 1 (1)

Min.	Übung	Anzahl	Abbildung
1	auf dem Rücken liegen und fahrradfahren (vorwärts, rückwärts, nach außen und nach innen)	frei	
2	auf der Stelle laufen, mit ganz kleinen Schritten durchs Zimmer laufen, um sich selbst drehen	frei	
1	mit geschlossen Füßen hüpfen (auf der Stelle, vorwärts, seitlich; dabei Höhe und Geschwindigkeit ändern)	frei	
1	Hampelmannspringen	frei	

Leistungsstufe 1 (2)

Min.	Übung	Anzahl	Abbildung
1	seitlich vom rechten auf das linke Bein hüpfen, auch mit dem inneren Bein überkreuzen	frei	
1	im Sitzen bei angezogenen Beinen: isometrische Anspannung der Adduktoren mit anschließender Dehnung	3 x	
1	Seitlage am Boden: das obere Bein hochschwingen	li. und re. je 8 x	
1	Rückenlage: in die Nackenbrücke hochrollen, die Spannung des Körpers 6 Sekunden halten, dann langsam zurückrollen	5 x	
1	Rückenlage mit angezogenen Beinen: Ellbogen und Unterarme seitlich fest in den Boden drücken; jeweils 6 Sekunden isometrisch halten, dann 6 Sekunden Pause	5 x	

Leistungsstufe 1 (3)

Min.	Übung	Anzahl	Abbildung
1	Rückenlage mit angezogenen Beinen: Arme nach vorn strecken (links und rechts des linken Knies, dann zwischen die Beine, dann rechts), langsame Bauchaufzüge	li. - Mitte - re.: je 3 x	
1	Bauchlage: einen Arm nach vorn, den anderen nach hinten strecken und in der Luft halten, dann wechseln	10 x	
1	Vierfüßlerstand: Gewicht nach vorn verlagern und die Arme belasten (vereinfachte Liegestütze)	10 x	
1	Kniestand: Ausfallschritt, seitlich abstützen, Dehnung des hinteren Oberschenkels	li. und re. je 2 x	
1	im Stand an der Wand abstützen: hintere Wade bei gestrecktem Bein dehnen	li. und re. je 2 x	

Leistungsstufe 1 (4)

Min.	Übung	Anzahl	Abbildung
1	hintere Wade bei leicht gebeugtem Knie dehnen	li. und re. je 2 x	
1	eine Hand nach oben, die andere nach unten drücken	li. und re. je 2 x	
1	mit einem Arm um den Hals fassen, mit dem anderen den Ellbogen und die Schulter nach vorn ziehen	li. und re. je 2 x	
1	Kopf seitlich zur Schulter ziehen, die andere Hand drückt in Richtung Boden (Ausgangshaltung des Kopfes einmal aufrecht und einmal vorgeneigt)	li. und re. je 2 x	
1	schulterbreit stehen, Augen geschlossen, ruhig atmen: von den Füßen angefangen den ganzen Körper von unten nach oben zunehmend vibrieren lassen, am Schluß einige Sekunden ruhig stehen und der Vibration nachfühlen		

Leistungsstufe 2 (1)

Min.	Übung	Anzahl	Abbildung
1	auf der Stelle laufen, Arme kräftig mitnehmen	frei	
1	weiterlaufen und abwechselnd die Knie und Fersen zunehmend hoch anziehen	frei	
1	mit geschlossenen Beinen seitlich hüpfen	frei	
1	Hampelmannspringen	frei	
1	dann die Arme abwechselnd weit vor- und zurückschwingen, die Beine weiterhin seitlich führen (wie oben)	frei	

Leistungsstufe 2 (2)

Min.	Übung	Anzahl	Abbildung
1	auf einem Bein wippen oder bei ausreichender Kondition hüpfen (li. und re.)	frei	
1	Rückenlage, Beine gestreckt und nach oben gegrätscht: isometrische Anspannung der Adduktoren gegen den Widerstand der Hände mit anschließender Dehnung	3 x	
1	in Seitlage aus dem Ellbogenstütz das obere Bein kreisen	li. und re. je 10 x	
1	aus der Rückenlage zur Nackenbrücke hochrollen, auf die Zehenspitzen hochdrücken, die Spannung der Körperrückseite 6 Sekunden halten, dann zurückrollen	5 x	
1	Bauchlage, den Oberkörper wenige Zentimeter vom Boden abheben (kein Hohlkreuz, nicht pressen!): Arme seitlich strecken und nach oben wippen, langsam den Winkel der Arme ändern; die Arme zwischendurch nicht ablegen	frei	

Leistungsstufe 2 (3)

Min.	Übung	Anzahl	Abbildung
1	Rückenlage: langsame Bauchaufzüge mit angezogenen Beinen, Hände im Nacken	li. - Mitte - re.: je 5 x	
1	Rückenlage: Gesäß anspannen und den Körper vom Boden abheben, die Spannung 10 Sekunden halten, dann 5 Sekunden Pause	4 x	
1	Vierfüßlerstand: Körper strecken, Gewicht auf die Arme verlagern, erleichterte Liege-stütze	15 x	
1	Grätschsitz: mit geradem Oberkörper auf ein Bein zu nach vorn neigen, Knie ganz gestreckt, seitlich abstützen; 10 Sek. Dehnung der Oberschenkelrückseite, 5 Sek. Pause	li. und re. je 2 x	
1	seitliches Abstützen an der Wand: Ferse zum Gesäß führen und dort halten, dann das Gesäß anspannen und das Knie zum Boden drücken. *Achtung:* kein Hohlkreuz und keine seitliche Ausweichbewegung machen!	li. und re. je 2 x	

Leistungsstufe 2 (4)

Min.	Übung	Anzahl	Abbildung
1	einen Arm gestreckt an die Wand legen, dann den Körper von der Wand wegdrehen und die Spannung halten, Dehnung des Brustmuskels	li. und re. je 2 x	
1	einen Ellbogen nach oben führen, den Oberarm an die Wand legen und die Schulter dehnen	li. und re. je 2 x	
1	mit einem Arm um den Hals fassen, mit dem anderen den Ellbogen und die Schulter nach vorn ziehen	li. und re. je 2 x	
1	Kopf seitlich zur Schulter ziehen, die andere Hand drückt in Richtung Boden (Ausgangshaltung des Kopfes einmal aufrecht und einmal vorgeneigt)	li. und re. je 2 x	
1	schulterbreit stehen, Augen geschlossen, ruhig atmen: von den Füßen angefangen den ganzen Körper von unten nach oben zunehmend vibrieren lassen, am Schluß einige Sekunden ruhig stehen und der Vibration nachfühlen		

Leistungsstufe 3 (1)

Min.	Übung	Anzahl	Abbildung
1	rasch auf der Stelle laufen, dabei die Fußballen auf dem Boden belassen und nur die Fersen in schnellem Tempo auf- und abbewegen, Arme sichtbar weit vor und zurück mitnehmen	möglichst oft	
1	weiterlaufen und abwechselnd die Knie und Fersen hoch anziehen	möglichst oft	
1	„Schuhplatteln": die Fußsohlen abwechselnd vor und hinter dem Körper über Kreuz abschlagen	möglichst oft	
4 x 1/2	Hampelmannspringen mit hoher Schrittfrequenz und folgenden Variationen: a) Arme und Beine seitlich b) Beine li. und re. überkreuzen c) Arme vor und zurück d) auch die Beine vor und zurück (diagonale Schrittstellung)	möglichst oft	

Leistungsstufe 3 (2)

Min.	Übung	Anzahl	Abbildung
1	Vierfüßlerstand: ein Bein nach hinten strecken, dann das andere strecken und beugen	li. und re. je 15 x	
1	Vierfüßlerstand: ein Bein bei gebeugter Hüfte und gebeugtem Knie ganz seitlich heben und senken, (wie der Hund am Laternenpfahl)	li. und re. je 20 x	
1	breite Grätschstellung: auf einem Bein in die halbe Hocke gehen, das andere Bein ganz strecken; dann das Gewicht langsam zur anderen Seite verlagern; beim Wechsel tief bleiben und den Oberkörper ganz aufrecht halten	langsamer Wechsel	
1	Rückenlage, Unterschenkel waagerecht in der Luft; Beckenlift: Becken vom Boden abheben, dabei die Knie nicht nach hinten kippen, sondern senkrecht nach oben führen	15 x	
1	Vierfüßlerstand: ein Bein weit nach hinten und den gegenüberliegenden Arm weit nach vorn strecken, Rücken gerade, Blick nach vorn-unten; dann Ellbogen und Knie zusammenführen und wieder energisch strecken	jede Seite 10 x	

Leistungsstufe 3 (3)

Min.	Übung	Anzahl	Abbildung
1	Rückenlage: zur Nackenbrücke hochrollen, dabei das Gesäß fest anspannen; dann auf die Zehenspitzen gehen und ein Bein strecken, Spannung 6 Sek. halten	li. und re. je 2 x	
1	Liegestütze: darauf achten, daß das Gesäß oben bleibt und die Bewegung wirklich aus den Armen kommt	20 x	
1	Kniestand in Ausfallschritt: das hintere Bein herziehen, dann das Gewicht nach vorn verlagern und den Oberschenkel dehnen; seitlich abstützen, damit sich die Beinmuskulatur ganz entspannen kann	li. und re. je 2 x	
1	Vierfüßlerstand: Knie weit auseinandernehmen, dann das Gewicht nach hinten verlagern, bis auf der Innenseite der Oberschenkel eine Spannung entsteht; 10 Sek. dehnen, 5 Sek. Pause	4 x	
1	ein Bein unterschlagen und vollständig auf den Boden legen (sicherer Sitz); das andere Bein wird jenseits des Knies abgesetzt und in Richtung der gegenüberliegenden Schulter gezogen; 10 Sek. Dehnung der Abduktoren, dann 5 Sek. Pause	li. und re. je 2 x	

Leistungsstufe 3 (4)

Min.	Übung	Anzahl	Abbildung
1	Kniesitz: a) einen Arm schräg nach vorn auf den Boden legen, die Schulter zum Boden führen, dehnen; b) die Hände hinter dem Rücken verschränken, die Arme weit nach vorn führen		
1	rückwärts an die Wand lehnen, Oberarme waagerecht: mit den Ellbogen von der Wand abdrücken	15 x	
1	Hände auf die Schultern legen: langsame Kreise der Ellbogen unter Spannung an der Bewegungsgrenze entlang; (diese sollen sich vorn berühren und dann soweit wie möglich nach oben/ hinten /unten geführt werden)		
1	Arme seitlich ausstrecken/vorstrecken/ nach oben strecken; die Hände 10 x kräftig öffnen und schließen, dabei jeweils auf die Zehenspitzen hochgehen	4 x 10	
1	eine Handfläche nach oben drehen, die Finger mit der anderen Hand umfassen: Arm ganz strecken, dabei Finger und Hand nach hinten dehnen, Spannung halten; am Schluß Arme und Beine locker ausschütteln		

10 Sofortmaßnahmen bei Sportverletzungen

10.1 Vorsorgemaßnahmen

Beim Sporttreiben kommen leider auch Verletzungen vor, für die ein Übungsleiter gerüstet sein sollte. Die Zahl der gemeldeten Sportunfälle beträgt pro Jahr etwa 1,5 Millionen, wobei Fußball, Skifahren, Handball, Volleyball, Jogging und Tennis die Spitze einnehmen. Dies liegt zum einen an den entsprechenden Sportarten selbst, zum anderen jedoch auch an der Anzahl der sie Ausübenden. Manche Sportarten haben typische Verletzungsmuster. So sind z. B. beim Fußball v. a. die Füße, Schienbeine und Knie betroffen, während es beim Volleyball besonders häufig zu Verletzungen der Sprung- und Fingergelenke kommt.

Erste Anlaufstelle ist ein Erste-Hilfe-Kasten oder -Koffer. Dieser muß für die Sportgruppe zugänglich sein (also nicht unerreichbar eingeschlossen) und regelmäßig auf seinen Inhalt hin kontrolliert werden.

Grundausstattung des Erste Hilfe-Koffers (beispielhaft):

- Einmalhandschuhe aus Latex

- Desinfektionsmittel (Alkoholspray)

- Verbandsmaterial: Sprühverband, Pflaster, Kompressen, Mullbinden, Kurzzugbinden

- Fettgaze

- Salben: Jodsalbe, kühlendes Sportgel (für Prellungen)

- Geräte: Verbandsschere, Nagelschere, Nagelfeile, Pinzette

- evtl. Beatmungsmaske

In Zeiten von AIDS und Hepatitis B muß man Verletzungen auch unter dem Gesichtspunkt der Ansteckungsgefahr betrachten. Als **Infektionsmöglichkeiten** kommen beim Sport der direkte und indirekte Kontakt von Blut und Speichel infizierter Personen mit Haut und Schleimhäuten gesunder Sportler in Betracht, besonders wenn auch bei diesen oberflächliche Verletzungen vorliegen. Gefährdet sind v. a. Aktive in Mannschafts- und Kampfsportarten. Jeder Sportler sollte sich stets so verhalten, daß er kein Risiko eingeht, sich selbst zu infizieren oder eine mögliche Erkrankung an einen Sportkameraden weiterzugeben. Grundlegend ist hierfür eine **allgemeine Verletzungs- und Infektionsprophylaxe**:

- kurze, saubere Finger- und Fußnägel,

- je nach Sportart vor Trainingsbeginn Hände und Füße waschen,

- in Umkleideräumen nicht barfuß laufen, zum Duschen Badesandalen anziehen,

- lange Haare zusammenbinden,

- keine Schmuckgegenstände (v. a. keine Ringe) tragen,

- Sportbrille mit Kunststoffgläsern/Kontaktlinsen,

- sauberer Trainingsanzug,

- sofortige Wundversorgung,

- bereits bestehende Verletzungen so abdecken, daß keine Verunreinigungen während des Trainings entstehen können.

10.2   Geschlossene Sportverletzungen

Verletzungen ohne Hautwunden sind meist durch eine stumpfe Gewalteinwirkung verursacht und werden eingeteilt in:

- Kontusion   (Prellung)

- Distorsion   (Muskel-, Sehnen-, Bänderzerrung)

- Ruptur   (Muskel-, Sehnen-, Bänderriß)

- Luxation   (Verrenkung)

- Fraktur   (Knochenbruch)

Für die **Sofortmaßnahmen bei stumpfen Verletzungen** hat sich das Merkwort „PECH" bewährt. Es ist die Abkürzung von: **Pause, Eis, Compression, Hochlagern.**

1) Pause:

Eine Beendung der Belastung des betroffenen Körperteils ist die erste Voraussetzung für die Heilung. Leider wird dies (v. a. in Mannschaftssportarten) oft sträflich vernachlässigt. Die Fernsehübertragungen von Fußballspielen, wo anscheinend schwerverletzte Sportler nach kurzer Besprühung mit einem Eisspray schlagartig wieder so fit sind, daß sie die restliche Zeit problemlos weiterspielen können, tun ein übriges. Das Beispiel von Profis (die damit ihr Geld verdienen) sollte aber kein Maßstab für den Freizeitsportler sein. *Pause* bedeutet dagegen:

- Ruhe,

- keine körperlichen Belastungen,

- kein Alkoholgenuß (mindestens 24 Stunden),

- keine Massage,

- keine passiven Dehnübungen,

- keine Wärmebehandlung.

2) Eis:

Die sofortige Kühlung eines stumpf verletzten Körperteils ist die erste und einfachste Maßnahme, um Schwellung, Bluterguß und Schmerzen zu vermindern. Eine Kältebehandlung von etwa 15 Minuten kann auch noch später (etwa 3 Tage lang) wiederholt werden. Sie wird durchgeführt mit:

- Leitungswasser (etwa 10 °C): direkt oder im Schwamm/Frotteehandtuch,

- Eiswürfel (in einer Thermosflasche aufbewahren, bei Gebrauch in eine Plastiktüte und diese in ein Handtuch geben, evtl. kleinklopfen),

- Eislollies, mit denen über die schmerzende Stelle gerieben wird (halten sich in einer Kühltasche sehr lange),

- Spezialkältepackung (Gelpack für den Kühlschrank),

- Einmalkältepackung (chemische Reaktion mit Wärmeverbrauch, teuer),

- zur Not auch Kältespray.

Die Verwendung von **Kältesprays** ist kritisch zu beurteilen und muß erlernt werden. Es kommt hierbei zu einer sehr starken Kälteentwicklung auf der Hautoberfläche, die u. U. zu Erfrierungen führt, jedoch nicht richtig in die Tiefe dringt (also an den Ort der Verletzung). Wichtig ist ein breitflächiges Sprühen aus ca. 30 cm Entfernung bis zu einer leichten Reifbildung auf der Haut. Dann wird die Wirkung abgewartet und dieses Vorgehen später mehrfach wiederholt. Beim Auftreten von Kälteschmerz oder Gefühlsstörungen muß die Kühlung unbedingt beendet werden! Weiterhin darf keine Anwendung im Gesicht (Nase, Augen), im Nacken (Gefahr eines Schocks) oder in der Nähe der Hoden erfolgen.

Es wird extra darauf hingewiesen, daß eine vorbeugende Kühlung (in der Befürchtung, eine Verletzung zu erleiden) natürlich Unsinn ist. Nur ein gut aufgewärmtes Gewebe hat die Elastizität, höhere sportliche Belastungen abzufangen.

3) Compression:

Nach stumpfen Weichteilverletzungen vermindert die Anwendung eines mäßigen Druckes die Stärke der Anschwellung und des möglichen Blutergusses. Dies ist auch deswegen notwendig, weil es nach Abschluß der Kühlungsphase zu einem verstärkten Bluteinstrom kommt. Die Kompression kann durchgeführt werden mit:

- Kurzzugbinden (evtl. naß-kalten Bandagen),

- Tapeverband (falls erlernt und vorhanden),

- zur Not mit der Hand.

Bei einer Kombination mit einem Kältepack kommt dieser *über* die Binde. Kompression bedeutet aber nicht Abschnüren! Es darf dabei zu keinen Durchblutungsstörungen kommen. Eventuell muß ein anfänglich straff angelegter Verband nach einiger Zeit wieder gelockert werden.

4) Hochlagern:

Die Hochlagerung des betroffenen Körperteils vermindert die Schwellung in der ersten Verletzungsphase und verbessert den Abtransport der Lymphflüssigkeit. Natürlich dürfen auch hier keine Schmerzen oder Gefühlsstörungen als Folge einer Mangeldurchblutung auftreten („eingeschlafene Beine").

Muskuläre Verletzungen:

Muskelrisse und Überlastungsbeschwerden treten v. a. bei einer verkürzten Muskulatur (mangelnde Dehnungsarbeit), bei starker Beanspruchung (z. B. zu viel Krafttraining), bei Überlastung durch übermäßiges Körpergewicht sowie bei einer muskulären Dysbalance auf.
Erste Hilfe (1. H.): s. o.

Vorbeugung:

- ausreichendes Dehnen, v. a. beim Aufwärmen,

- genügend und vernünftig Sporttreiben,

- Gewichtskontrolle.

Nach Verletzungen sollte das volle Training erst wieder aufgenommen werden bei:

- völliger Schmerzfreiheit,

- normalem Bewegungsmuster der Extremität,

- gleicher Muskelstärke wie zuvor.

Muskelkrampf/-hartspann:
1. H.: Dehnung des betroffenen Muskels, evtl. auch lokale Wärme und auflockernde Massage.

Erste Hilfe bei speziellen Verletzungen

Gehirnerschütterung:
Nach einem starken Schlag auf den Kopf zeigen sich die typischen Symptome:

- 1. Bewußtlosigkeit

- 2. Erbrechen

- 3. Erinnerungslücke

1. H.: Flachlagerung (Kopf hoch), dabeibleiben und beobachten. Eine vorübergehende Überwachung im Krankenhaus ist erforderlich.

Nasenbluten:
1. H.: Beide Nasenflügel 5 - 10 Minuten fest zudrücken, naß-kalte Kompresse in den Nacken legen. Aufrechte Haltung, Kopf nicht zurücklegen, Blut nicht schlucken, sondern ausspucken.

Wirbelsäule:
1. H.: Flachlagerung, Krankentransport veranlassen

Frakturen (Knochenbrüche):
1. H.: Schienung, Ruhigstellung; falls möglich Kühlung

Luxationen (Verrenkungen):
1. H.: Ruhigstellung

Schlag in den Bauch:
1. H.: Flach lagern, Beine anziehen, eine Rolle o. ä. unter die Knie legen. Bei stärkeren Beschwerden ist eine Krankenhausüberwachung zum Ausschluß innerer Blutungen erforderlich.

Knieverletzungen (Bänder, Menisci):
Typische Verletzungsursachen der Knie sind Belastungen aus einem spitzen Winkel heraus, Drehbewegungen bei gebeugtem Knie und Stürze. Eine Vorbeugung ist nur eingeschränkt möglich (Knieschützer mit Polsterung bzw. Führung der Kniescheibe).
1. H.: Ruhigstellung, Entlastung

Geht man bei größeren Verletzungen von der Möglichkeit einer Operation aus, sollte der Betroffene bis zur Entscheidung im Krankenhaus nichts essen, nichts trinken und nicht rauchen.

10.3   Offene Wunden

Grundsätze:

- Wunden sofort versorgen.

- Bei Kontakt mit Blut oder Körpersekreten Einmalhandschuhe aus Latex und Einmalmaterial benutzen.

- Wunden, die größer als 1 cm oder im Gesicht sind, sollten chirurgisch versorgt werden. Tetanusimpfschutz abklären.

- Kontaminierte, d. h. im Rahmen der Wundversorgung mit Blut o. ä. beschmutzte Haut des Helfers mit Seife abwaschen und desinfizieren.

- Nach der Wundversorgung sichere Entsorgung des verwendeten Materials (z. B. in Plastiktüte) und Händedesinfektion.

Kleinere Verletzungen, die erkennbar nicht ärztlich behandelt werden müssen:

- reinigen, desinfizieren,

- wenn vorhanden Jodsalbe auftragen,

- steril abdecken (Pflaster oder Kompresse), bei großflächigen Schürfungen wird ein Ankleben der Wunde am Verband durch die Auflage einer Fettgaze verhindert.

Größere Verletzungen, die ärztlicher Versorgung bedürfen:

- steril abdecken und *in Ruhe lassen (!)*,

- *nicht* auswaschen (Ausnahme: sehr starke Verschmutzung *in* der Wunde),

- *keine* Salben auftragen,

- größere Fremdkörper *nicht* entfernen (der Arzt muß Stichtiefe und -richtung beurteilen
  können; bei der Entfernung von Fremdkörpern kann es zu Blutungen aus vorher verschlosse-
  nen Gefäßen kommen).

10.4   Sportschäden

Dieser Abschnitt behandelt das Zusammenspiel von Belastung, akuter und chronischer Überlastung
und erfordert zum Verständnis u. U. weitere medizinische Vorkenntnisse.

Eine sinnvolle und adäquate Belastung führt zu einer *funktionellen Anpassung* des Bewegungsapparates
als Reaktion des Körpers auf die neuen Anforderungen. Dies ist die Grundlage des sportlichen Trainings.
Eine akute *Überlastung* endet in einer Sportverletzung (wie oben beschrieben). Dagegen entstehen
Sportschäden als Mikrotraumata aufgrund rezidivierender Überlastungen bei zu hoher Beanspruchung.
Es handelt sich bei den Schäden im Anfangsstadium um reversible, d. h. völlig heilbare, später dann
um irreversible entzündliche und degenerative Reaktionen an der Muskulatur und dem passiven
Bewegungsapparat (Sehne, Knorpel und Knochen). Den Übergang von Anpassung zu Schädigung
verdeutlicht die Tabelle:

Bereiche	funktionelle Anpassung	Schäden	Folgezustand
Knochen	Hypertrophie	Ermüdungsbruch	reversibel
Knorpel	Hypertrophie	evtl. Osteochondronekrose	irreversibel
Muskel	Hypertrophie bei Kräftigung, Änderung der Enzyme je nach Belastung	Myogelosen, Muskelkater, Ruptur	reversibel irreversibel (Narbe)
Sehne	Hypertrophie	Kalzifikation, Fibrosierung, Nekrose	irreversibel

(Tab. modifiziert nach Zilch, Weber: Orthopädie; Verlag de Gruyter 1989)

Die Grenze zwischen noch Anpassung und schon bestehendem Schaden ist schwer festzustellen. Eine
mutwillige Überlastung des Systems, nur um diese Grenze zu erkennen, ist nicht sinnvoll, und der
Spielraum, den man zur Verfügung hat, ist bei verschiedenen Menschen unterschiedlich. Dies bedeutet,

daß auch der Sportmediziner keine allgemeingültige Beurteilung der Belastbarkeit des passiven Bewegungsapparates geben kann.

Allerdings muß man auch berücksichtigen, daß nicht eine einmalige Überlastung zu einem Sportschaden führt, sondern eine chronische, immer wiederkehrende Überschreitung der Leistungsgrenze. Auch eine chronische submaximale Belastung kann dazu führen, wenn keine ausreichenden Regenerations- und Adaptationszeiträume zur Verfügung stehen.

Sehr schwierig ist es manchmal, die Folge solcher Alterungs- und Abnutzungsvorgänge zu beurteilen. Man findet z. B. bei 50jährigen häufig ähnliche Veränderungen der Wirbelsäule, obwohl nur ein Teil davon über Schmerzen klagt, der andere Teil jedoch völlig beschwerdefrei ist. Es ist hierbei sehr schwer zu objektivieren, ob ein bestimmter Sport eine Rolle gespielt hat oder nicht. So bringen z. B. Gewichtheber zwar große Belastungen auf die Wirbelsäule, haben als Ausgleich dazu aber auch eine entsprechend starke Stützmuskulatur und klagen im Vergleich zur Normalbevölkerung nicht vermehrt über Rückenschmerzen.

Vernetzung von Sportschäden und Sportverletzungen

Sportverletzungen sind im Gegensatz zur chronischen Schädigung die akuten Traumata im Sportbetrieb. Sie können jedoch dadurch mitbedingt werden, daß bereits degenerative (d. h. Alterungs- und Abnutzungs-)Prozesse vorhanden waren. Andererseits sind aber auch chronische Veränderungen als typische Folgen von Verletzungen bekannt.

Angenommen, es besteht ein schlecht verheilter Kapsel-Band-Riß des Sprunggelenks, welches als Folge davon locker geworden ist. Dann kann es bei einer weiteren intensiven Beanspruchung zu einer chronischen Fehlbelastung kommen, die zu einer Degeneration der Achillessehne führt. Auf diese Schädigung folgt mit etwas Pech dann wieder das akute Ereignis, die Achillessehnenruptur. Oder es besteht ein Meniskus- oder Bandschaden im Knie, welcher zu einer ungleichmäßigen Belastung der Gelenkflächen führt und damit eine vorzeitige Arthrose fördert. So stehen Sportschäden und Sportverletzungen häufig in einem Ursache-Wirkungs-Verhältnis zueinander.

Leider werden Sportverletzungen häufig ignoriert, um schneller wieder seinen Sport treiben zu können bzw. für die Mannschaft einsatzfähig zu sein. Die Folge davon sind oft schlecht stabilisierte Gelenke, sei es nun aufgrund von Bänder-, Sehnen-, Muskelrissen oder Meniskusschäden. In solchen Fällen ist das Training der schützenden Muskulatur wichtig. Auch in der Heilungsphase nach Verletzungen des Bewegungsapparates ist häufig keine völlige Ruhigstellung notwendig. Vor allem aber in der unmittelbar anschließenden Zeit ist ein bewußtes und kontrolliertes Muskelaufbautraining empfehlenswert, unter Umständen anfangs noch im Schutz eines Tapeverbandes. Dagegen müssen alle unkontrollierbaren Belastungen, wie sie z. B. in Mannschaftssportarten auftreten, bis zur völligen Wiederherstellung des vorigen Trainingszustandes unbedingt gemieden werden.

Bereiche	Sportschäden	Sportverletzungen
Knochen	Ermüdungsbruch, z. T. am Anfang als Insertionstendopathie falsch diagnostiziert	Fraktur Apophysenausriß bzw. -lockerung im Bereich des jugendlichen Beckens Luxation als Gelenkkapselverletzung
Knorpel	evtl. Malazie, Osteochondronekrosen, Knorpelablösung, degenerative Meniskopathie	Knorpeldefekt Meniskusein-/-abriß, evtl. als Folge degenerativer Vorschädigungen
Muskel	„Muskelkater" - entzündlich Thoracic-outlet-Syndrom	Distorsion, Muskelfaserriß, evtl. als Folge degenerativer Vorschädigungen
Sehne	(Insertions-)Tendopathie mit Nekrosen, Fibrosen, Verkalkungen durch Mikrotraumata, Durchblutungsstörungen Impingementsyndrom	(Teil-)Ruptur infolge einer Tendopathie Sehnenzerrung
Band	degenerative Veränderungen	Bänderriß, evtl. als Folge degenerativer Vorschädigungen
Weichteile	Bewegungseinschränkung, z. B. frozen shoulder	Kontusion als akutes Trauma

Erläuterungen:

(Insertions-)Tendopathie: Sehnenschädigung im Bereich der Einstrahlung der Sehne in den Knochen

Impingementsyndrom: Sehnen der Rotatorenmanschette werden bei einer Abduktion des Armes zwischen dem Oberarmkopf und dem Akromion sowie Lig. acromioclaviculare geradezu eingeklemmt („painful arc").

Thoracic-outlet-Syndrom: Engpaß-Syndrom an der oberen Brustkorböffnung, z. B. aufgrund einer hypertrophierten Scalenusmuskulatur

Apophyse: sekundäres Ossifikationszentrum, das anfangs des 2. Lebensjahrzehnts auftritt. Es handelt sich um einen Knochenkern, der vom Skelett durch eine Knorpelfuge getrennt ist und gelegentlich selbständig bleibt. Zum Zeitpunkt des Auftretens der Apophyse ist der Knorpel bereits nicht mehr so elastisch wie beim Kind, der Knochen jedoch auch noch nicht so fest wie beim Erwachsenen. Da die Muskelkraft beim Jugendlichen schon stark ausgebildet ist, kann es hier zu typischen Ausrissen kommen. Beispiel ist die Abrißfraktur am Tuber ischiadicum durch Zug der ischiocruralen Muskulatur (forcierte Beugung im Hüftgelenk bei gleichzeitig gestrecktem Knie z. B. beim Weitsprung oder Hürdenlaufen).

11 Kleines ABC der Sportlerkost

Der Mensch ist von Natur aus als Sportler angelegt. Die meisten Ratschläge, die man einem Sportler für die Ernährung geben kann, gelten auch für alle anderen Menschen, denn sie beziehen sich weitgehend auf eine allgemein **gesunde Lebensweise**. Speziell der Freizeitsportler bedarf i. a. keiner ernährungstechnischen Besonderheiten. Es kommt hier darauf an, daß er sich **in einer vernünftigen Art und Weise ernährt**, die den Körper leistungsfähig erhält und nach Möglichkeit keinen Krankheiten Vorschub leistet. Sportlich aktive Menschen haben selten Probleme mit dem Essen (denn wer körperlich viel arbeitet, verbrennt auch einiges). **Probleme haben im Gegenteil die Nicht-Sportler**, die sich so ernähren, als würden sie den ganzen Tag Schwerarbeit leisten. In dieser Gruppe gibt es viel eher Ärger mit Gewicht, mangelnder Leistungsfähigkeit und ernährungsbedingten Krankheiten. Es sollen in diesem Kapitel die wichtigsten Grundlagen und Probleme der Ernährung erläutert und ihre Bedeutung für den Organismus aufgezeigt werden.

11.1 Grundlagen

Nährstoffe

Hierunter versteht man diejenigen Anteile der Nahrung, die dem Körper als Energiequelle zur Verfügung stehen. Gleichzeitig dienen diese Substanzen als Grundstoffe, aus denen die Zellstrukturen zusammengesetzt sind. Es handelt sich dabei um drei Gruppen:

Proteine (Eiweiße) sind die wichtigsten Baustoffe des Körpers, aus denen Haut, Bindegewebe, Muskeln, innere Organe und Enzyme gebildet werden. Die Eiweiße bestehen aus eine Kette kleinerer Bausteine (den Aminosäuren), deren Anzahl und Reihenfolge die jeweiligen Eigenschaften bestimmen. Die Eiweiße werden bei der Verdauung in diese Aminosäuren zerlegt und später je nach Bedarf wieder neu zusammensetzt. Da der Körper hierbei auf die Menge der gelieferten Aminosäuren angewiesen ist, kommt deren Mischungsverhältnis eine zentrale Bedeutung zu.

Da der Mensch mit seinen Nahrungstieren nur entfernt und mit seinen Nahrungspflanzen sogar nur noch sehr entfernt verwandt ist, kann nicht erwartet werden, daß ein bestimmtes Nahrungsprotein genau dem entspricht, was der Körper zum Aufbau seiner Zellen benötigt. Für den Anteil an verwertbarem Protein wurde daher der Begriff der *biologischen Wertigkeit* geschaffen, um unterschiedliche Proteinquellen vergleichen zu können. Es ergibt sich aus diesen Überlegungen, daß eine einseitige Ernährungsweise die geforderte Mischung an Aminosäuren nicht liefern kann. Die höchste Wertigkeit hat eine Mischkost mit Eiweißen pflanzlichen und tierischen Ursprungs.

Kohlenhydrate (Zuckerstoffe) enthalten Energie in leicht verwertbarer Form und sind daher die wichtigsten Energielieferanten der Nahrung sowie eine wichtige Energiespeicherform des Körpers. Sie dienen weiterhin auf zellulärer Ebene als Baustoff und „Kitt" des Bindegewebes und der Organe. Kohlenhydrate finden sich in allen zucker- und stärkehaltigen Produkten wie Kartoffeln, Getreide oder Mehlspeisen. Zucker gibt es heutzutage auch in raffinierter Form als Reinsubstanz zu kaufen. Dieser hat aber den Nachteil, daß er zu starken Schwankungen des

Blutzuckerspiegels und damit zu rasch wiederkehrenden Hungergefühlen führt. Stärke ist dagegen eine gebundene Form des Zuckers und liefert einen gleichmäßigen Energiestrom, der für die hormonelle Steuerung des Körpers einfacher zu bewältigen ist.

Fette dienen dem Körper als Energielieferant für Ausdauerleistungen, als Vorrat für schlechte Zeiten und als Baustoff zur Polsterung und Isolierung der Oberfläche. Da in Fett auf kleinem Raum sehr viel Energie gespeichert ist, liegt das Problem darin, daß unsere Nahrung häufig und regelmäßig zu viel davon enthält, v. a. beim geringen körperlichen Verbrauch vieler Menschen.

Mineralien (Größenordnung im Körper: 100 g - kg)

Damit sind Salze der Elemente Natrium, Kalium, Kalzium und Magnesium gemeint, die der Mensch für die Funktion von Nerven und Muskeln, zur Steuerung der Flüssigkeitsverteilung und zum Knochenaufbau benötigt. Hiervon ist das sog. *Kochsalz* (Natriumchlorid) aus geschmacklichen Gründen in praktisch allen Speisen (meist zuviel) enthalten, was bei Störungen der Nierenfunktion und bei hohem Blutdruck zu Problemen führen kann. *Kalzium* findet sich in hoher Konzentration in Milchprodukten und wird in gesteigertem Maße im Wachstum, während der Schwangerschaft und Stillzeit und im Alter benötigt. Der tägliche Bedarf an *Magnesium* läßt sich durch Getreide, Gemüse, Nüsse und Milch leicht decken. Allerdings kann es bei regelmäßigen und umfangreichen sportlichen Belastungen manchmal zu einem Magnesiummangel kommen, der ein Grund für Wadenkrämpfe sein kann.

Spurenelemente (Größenordnung im Körper: mg - g)

Das wichtigste Spurenelement ist das *Eisen*, welches seine Funktionen im Blutfarbstoff, beim Sauerstofftransport und bei der Zellatmung erfüllt. Ein Eisenmangel kann gelegentlich bei Frauen beobachtet werden, die aufgrund ihrer Monatsblutung regelmäßig Eisen verlieren, und äußert sich in Blässe und Müdigkeit. Ein zweites, wichtiges Element ist das *Jod*. Vor allem in Süddeutschland besteht für große Teile der Bevölkerung ein chronischer Jodmangel, der auch durch die Verwendung von jodiertem Meersalz nicht sicher ausgeglichen werden kann. In diesem Sinn *ist Jod kein Medikament, sondern ein dringend benötigter Nahrungsbestandteil.* Die Kropferkrankungen des Alpenraumes mit ihren unangenehmen Folgen (Hormonstörungen und Operationen) ließen sich durch eine regelmäßige, zusätzliche Jodeinnahme weitgehend verhindern.

Andere Spurenelemente wie Kobalt, Chrom, Kupfer, Mangan, Molybdän u. a. klingen eigentlich giftig und sind es in größeren Mengen auch. Sie werden jedoch in winzigen Spuren (daher der Name) in die Enzyme (Fermente) des Körpers eingebaut und sind für deren Funktion dann unersetzlich.

Vitamine

Vitamine sind chemische Verbindungen, die der Körper für die Funktion seiner Enzyme dringend benötigt, die er aber nicht selbst herstellen kann. Der Mensch ist also darauf angewiesen, diese Stoffe mit der Nahrung aufzunehmen. Allerdings enthält nicht jedes Nahrungsmittel alle Vitamine gleichermaßen. Ähnlich wie bei den Eiweißen ist auch hier eine abwechslungsreiche Mischkost die Voraussetzung für ein ausreichend breites Angebot.

Die Vitamine sind bei ihrer Erforschung nach den Buchstaben des Alphabets und die Vitamin B-Gruppe noch weiter durch die Zahlen 1 - 12 benannt worden. Da sich manche der so bezeichneten Stoffe später als Irrtum herausstellten, hat die Reihe heute einige „Löcher".

Vitamine lassen sich grob in zwei große Gruppen teilen: *Die fettlöslichen Vitamine* (A, D, E, F, K) können in Fettgewebe und Leber gespeichert und bevorratet werden. Man findet sie in Gemüse, Fetterzeugnissen, Milch, Fleisch, Fisch und Nüssen. Bei einem übertriebenen Konsum dieser Vitamine (durch Vitaminpräparate oder den Verzehr großer Mengen an Fischleber) kann es sogar zu Vergiftungserscheinungen kommen. *Die wasserlöslichen Vitamine* (B$_{1-12}$ und C) werden nur begrenzt gespeichert und müssen daher regelmäßig zugeführt werden. Sie sind in Obst, Gemüse, Salaten, Getreide, Fleisch, Milch, Pilzen und Nüssen enthalten.

Viele tierische und pflanzliche Lebensmittel enthalten eine ganze Reihe von Vitaminen in unterschiedlicher Mischung und Konzentration. Leider gibt es keine einfache Regel, anhand derer man sich leicht merken könnte, welches Vitamin worin enthalten ist. Die nachfolgende Tabelle führt daher jeweils nur ein typisches Beispiel auf.

Vitamin		Mitwirkung bei folgenden Funktionen:	Beispiel des Vorkommens
fettlöslich	A	Sehen	Karotten
	D	Knochenaufbau	Lebertran
	E	Schutz anderer Stoffe vor Oxidation	pflanzliche Öle
	F	Bestandteil von Zellmembranen	
	K	Blutgerinnung	Salate
wasserlöslich	B$_1$	Energiestoffwechsel	Getreide (Vollkorn), Fleisch
	B$_2$ (Flavin, Niacin, Pantothen-, Folsäure)		vielfältiges Vorkommen
	B$_{6,12}$	Blutbildung, Nervenfunktion	Leber, Fleisch, Innereien
	C	Bindegewebsbildung, Immunabwehr	Zitrusfrüchte

Ballaststoffe

Hierbei handelt es sich um unverdauliche Fasern, die für den Transport der Nahrung im Darm wichtig sind. Sie bestehen aus Zellulose und kommen in Salaten, Gemüse und Vollkornprodukten vor.

Wasser

Der größte Teil des Körpers, nämlich 60 - 70 %, besteht aus purem Wasser. Es ist das Lösungsmittel für Nährstoffe, Salze und Gase und dient dem Transport dieser Stoffe zwischen den Organen. Der Mensch hat für Wasser keinen Speicher (wie z. B. die Kamele). Mit sinkendem Wassergehalt des Körpers nimmt seine Leistungsfähigkeit rapide ab. Während Hungern bei ausreichenden Fett- und Eiweißvorräten (Muskulatur) viele Wochen möglich ist, verdurstet der Mensch bereits nach wenigen Tagen ohne Flüssigkeit.

Auch für sportliche Leistungen ist es unbedingt erforderlich, die Flüssigkeitsverluste aufgrund starken Schwitzens und der verstärkten Atmung regelmäßig auszugleichen. Daher findet man bei allen Langstreckendisziplinen (z. B. Radrennen) regelmäßig Versorgungsstationen mit Getränken. Marathonläufer verlieren sogar so viel Wasser, daß sie während des Laufs trotzdem nur 50 % ihres Bedarfs decken können.

11.2   Verschiedene Aspekte der Ernährung

Nahrungsmenge

Das Hauptproblem der heutigen Ernährung besteht in einem Zuviel in jeder Hinsicht. Nachdem es zumindest in unserem Teil der Erde keinen Nahrungsmangel mehr gibt, die Nahrung ohne große Anstrengung zu erlangen ist und viele schwere Tätigkeiten durch Maschinen erleichtert werden, besteht nun eine erhebliche Differenz zwischen der empfohlenen und der im Durchschnitt tatsächlich aufgenommenen Energiemenge (nach der Dt. Gesellschaft f. Ernährung):

	empfohlen (weitgehend sitzende Tätigkeit)	tatsächlich
Männer	2500 kcal/Tag	3800 kcal/Tag
Frauen	2100 kcal/Tag	2900 kcal/Tag

Dies läßt sich auf folgende Gründe zurückführen:

- Ein Leben praktisch ohne körperliche Arbeit gab es in der Evolution bisher noch nicht.
- Ein Nahrungsüberschuß (v. a. Energieträger in hochkonzentrierter Form) ist von der Natur nicht vorgesehen.
- Fett gilt z. T. als Zeichen von Wohlstand und Schönheit (v. a. in südl. Ländern).
- Süßigkeiten werden häufig als Belohnung oder Trost eingesetzt.
- Häufig wird gegessen, weil es einfach gut schmeckt (ohne Rücksicht darauf, daß der Körper die Energie nicht mehr los wird).

Stark übergewichtige Mitbürger neigen jedoch zu vielen der sog. Zivilisationskrankheiten:

- vermehrte Gelenkbelastung   →   orthopädische Probleme, Arthrosen;
- vermehrte Kreislaufbelastung   →   geringere Leistungsfähigkeit;
- hoher Blutspiegel für Harnsäure   →   Gicht;
- hohe Blutspiegel für Zucker und Fette →   Gefäßschäden;
- Gefäßverkalkungen, hoher Blutdruck   →   Herzinfarkt, Schlaganfall;
- schlafferes Gewebe   →   deutlich höhere Komplikationsrate bei Operationen.

Diäten

Jede Form einseitiger Ernährung führt im Körper zu Mangelzuständen und ist **schädlich**. Hierzu zählen auch **die meisten Diäten** (!!). Die Vorstellung, man könne allein durch ein einziges Nahrungsmittel (Ei-Diät, Apfel-Diät, Kartoffel-Diät ...) alle anderen ersetzen, ist unsinnig. Nur eine über die Woche verteilte, abwechslungsreiche Mischkost führt dem Körper alle Stoffe zu, die er braucht. Die Minimalversorgung erfordert täglich:

- 40 g Eiweiß (in der richtigen Zusammensetzung);
- 50 g Kohlenhydrate;
- eine Spur Fett;
- Salze, Spurenelemente, Vitamine, Ballaststoffe;
- Wasser (viel!) zur Ausscheidung von Abbauprodukten und Umweltgiften.

Ein Unterschreiten dieser Mengen führt zum Abbau von Körpersubstanz (nicht nur Fett, sondern auch Muskel und Bindegewebe) und zu Funktionsstörungen. Die wesentliche Funktion einer Diät (mit dem Ziel des Abnehmens) besteht in der *Reduktion der Energiemenge*. Dabei erreicht man die besten Erfolge, wenn man fettreiche Speisen meidet, weil Fett von allen Nährstoffen den höchsten Energiegehalt hat. Das bedeutet also die Verminderung von Fleisch, Wurst, Butter, fetter Milch und fettem Käse. Allein dadurch läßt sich ein langsamer, aber steter Abbau von Übergewicht erreichen. Eine Einschränkung des sonstigen Essens (sofern dieses nicht ausschließlich aus Schokolade und Kuchen besteht) ist nicht unbedingt nötig.

Eine Form von Diät ist auch die **vegetarische Lebensweise**. Da diese von Befürwortern und Gegnern z. T. heftig diskutiert wird, sollen hier nur einige grundsätzliche Überlegungen angestellt werden, um die Diskussion sachlich zu halten.

Es ist unumstritten, daß in unserer Wohlstandsgesellschaft der übermäßige Fleischgenuß einen großen Anteil an den oben genannten Aspekten der Überernährung hat. Neben dem hohen Fettgehalt lassen sich noch weitere Argumente finden, die gegen eine hauptsächliche Fleischnahrung sprechen: fehlende Ballaststoffe, vermehrte Bildung von Harnsäure im Stoffwechsel (Belastung der Nieren, Gicht), Anreicherung von Schadstoffen am Ende der Nahrungskette, hoher Verbrauch an primären Nahrungsmitteln (z. B. Getreide, Kartoffeln) durch die Schlachttiere usw. Außerdem sollte die Qualität eines Schnitzels nicht nach seiner Größe beurteilt werden.

Andererseits ist der Mensch von der Natur nicht als reiner Vegetarier geschaffen, sondern er ist ein typischer „Allesfresser". Das zeigt sich daran, daß er ein anderes Verdauungssystem als z. B. Pferde oder Kühe hat, wodurch er Zellulose (also den wesentlichen Bestandteil von Pflanzen) nicht verarbeiten kann. Auch bei einem völligen Verzicht auf Fleisch sind tierische Produkte eine Bereicherung des Speisezettels. Eier und Milch enthalten alle Stoffe, die ein Lebewesen benötigt, um längere Zeit überleben zu können (Proteine mit richtigem Aminosäurenverhältnis, Vitamine, Elektrolyte und

Spurenelemente). Die Zusammensetzung von Kuhmilch stimmt zwar mit der Muttermilch nicht völlig überein (so vertragen Säuglinge keine rohe Kuhmilch, da ihr Verdauungssystem diese Umstellung noch nicht schafft), sie enthält aber für ältere Kinder und Erwachsene wertvolle Nährstoffe in leicht verdaulicher Form.

Natürlich ist es auch möglich, die Bedürfnisse des Körpers nur auf pflanzlicher Basis zu decken. Allerdings müssen sich strenge Vegetarier (Veganer), die aus ideologischen Gründen auch Ei- und Milchprodukte ablehnen, sehr viel Mühe geben, um mit einer rein pflanzlichen Kost eine ähnlich ausgewogene Zusammensetzung der Nahrung zu erreichen (v. a. bezüglich des Eisengehaltes, des Eiweißaufbaus und der B-Vitamine).

Die richtige Mischkost

Die mit der Nahrung aufgenommene Energie sollte sich etwa in folgendem Verhältnis auf die drei Nährstoffarten verteilen:

Kohlenhydrate		Fett		Eiweiß	
60 %	:	25 %	:	15 %	(Kalorien-%)

Diese Prozentzahlen sind allerdings noch sehr unanschaulich. Berücksichtigt man dabei den höheren Energiegehalt des Fettes, so ergeben sich als Faustregel ungefähr folgende *Gewichtsanteile*:

$$4 \quad : \quad 1 \quad : \quad 1$$

Wenn man sich diese Regel jetzt in einem typischen Essen verwirklicht vorstellt, dann entspricht das z. B. einer Portion Nudeln, dazu als Beilage (!) etwas Fleisch mit Soße, weiter Gemüse und Salat nach Belieben. Hierbei ist zu beachten, daß die Kohlenhydrate nicht als Zucker, sondern in Form von Stärkeprodukten angeboten werden sollen (also Brot, Mehlwaren, Nudeln, Getreide, Reis, Kartoffeln) und daß das Verhältnis von Nudeln zu Fleisch 4 : 1 und nicht umgekehrt ist.

Es kommt nicht so sehr darauf an, daß nun täglich *alle* Regeln der gesunden Ernährung beachtet werden müssen (d. h. es brauchen nicht täglich alle Vitamine, alle Mineralien, alle Gewichtsverhältnisse usw. gezählt zu werden). Es ist jedoch sinnvoll, dem Körper im Laufe der Woche alles Notwendige zu bieten, wobei die individuelle Zusammenstellung beliebig ist. Ein Beispiel hierfür ist die „½-Pfund-Regel" (nach Prof. Kluthe, Freiburg):

pro Tag		pro Woche	
je 250 g	Kartoffeln, Brot, Gemüse, Obst, Fruchtsaft, Milch, Milchprodukte.	je 250 g	Wurst (je 1/3 Koch-, Schnitt- und Streichwurst), Fleisch oder Fisch, Käse, Eier (4 - 5 Stück), Fett (je 100 g Butter und Margarine, 50 g Öl), Honig oder Konfitüre, Getreidekörner (ganz oder geschrotet), Reis oder Teigwaren.

Kohlenh. [g]	Fett [g]	Eiweiß [g]	Ballaststoffe [g]	kcal	kJ
280	75	70	40	**2150**	9000

(aus Kluthe, R., Kist, L.: „Ernährung" in „Therapie-Handbuch"; Hrsg.: Krück, F. et al., Verlag Urban & Schwarzenberg, München)

Empfehlungen bei Gewichtsproblemen

– Gutes Kauen fördert die Verdauung, mehrere kleine Mahlzeiten fördern die Verträglichkeit (ein voller Magen macht träge und unwohl).

– Wenn man sich zum Essen Zeit nimmt, nicht zwischen Tür und Angel, sondern bewußt ißt, dann erhöht dies das Sättigungsgefühl.

– Nicht wenig essen (sonst bleibt man hungrig), sondern Lebensmittel mit wenig Kalorien essen.

– Keine Reste essen, nur weil es Reste sind! Der Hunger in der 3. Welt läßt sich dadurch nicht beseitigen.

– Beim Essen ehrlich sein. Allein durch das Führen eines Tagebuches und das Bewußtmachen der kalorienreichen Kleinigkeiten wird der Konsum erfahrungsgemäß verringert.
Achtung: Kinder übernehmen die Eßgewohnheiten der Eltern.

– Keine Ausreden: „Was bezahlt ist, wird gegessen."
„Lieber den Magen verrenken, als dem Wirt 'was schenken."

Eine vernünftige Reduktionsdiät orientiert sich an der oben beschriebenen Mischkost, wobei allerdings der Energiegehalt auf z. B. 1000 Kilokalorien (also die Hälfte) gesenkt wird. Den größten Anteil hat dabei die Verminderung von fetthaltigen Speisen, wohingegen Gemüse und Salate beliebig vermehrt werden dürfen, um satt zu werden. Die Regel ist ganz einfach: *Jedes Gramm Fett, das man nicht gegessen hat, nimmt man an diesem Tag ab.* Weiterhin ist zu beachten, daß auch Alkohol einen ähnlich hohen Energiegehalt besitzt.

Das Problem des Übergewichtes besteht unter anderem darin, daß der Körper nicht in der Lage ist, das einmal aufgenommene Fett anders loszuwerden, als es zu verbrennen. Dabei ist das Fett als Energiespeicher außerordentlich effektiv. Um ein Kilogramm Fett durch rein sportliche Leistungen abzubauen, müßte man 11 Stunden flott schwimmen, 12 Stunden zügig joggen oder 13 Stunden in gutem Tempo radfahren. Für andere Sportarten (wie Gymnastik, Tennis, Tischtennis, Tanzen) wäre sogar die doppelte Zeit erforderlich.

Um sich die Energiemenge von Fett vorzustellen, muß man bedenken, daß der Gehalt von einem Kilogramm (9000 kcal) dem Energieverbrauch von 3 Tagen bei absoluter Nulldiät entspricht (vorausgesetzt ist allerdings keine Schreibtischtätigkeit, sondern eine mittelschwere, körperliche Arbeit). Das bedeutet, daß sich auch mit noch so vielen Tricks keine schnellere Gewichtsabnahme erreichen läßt, weil der Körper das Fett nicht direkt ausscheiden kann. Völlig unsinnig sind für diese Zielsetzung Maßnahmen wie Sauna oder Massagen. Auch die in Zeitschriften angebotenen Schlankheitspillen oder Wärmegürtel, die das Fett „wegschmelzen" sollen, sind schlichter Betrug und erreichen höchstens eine erhöhte Ausscheidung von Wasser (das, wie wir gesehen haben, jedoch für einwandfreie Körperfunktionen wichtig ist). **Der Energieerhaltungssatz ist unbestechlich!** Eine wirkliche Gewichtsabnahme läßt sich also nur durch eine verminderte Energiezufuhr (nach obigem Beispiel) erreichen, *wobei ½ kg pro Woche ein vernünftiges Ziel ist.*

11.3   Ernährungsbesonderheiten im Sport

Freizeitsportler

Da die sportliche Aktivität nur einen Bruchteil des täglichen Energieumsatzes ausmacht, benötigt diese Gruppe keine besondere „Sportler-Ernährung" und auch keine Zusatzkost. Es geht hier vielmehr um eine gesunde Lebensführung, die den Körper aktiv und leistungsfähig hält. Eine abwechslungsreiche Mischkost ist vernünftig und völlig ausreichend. Das Wichtigste ist der Ausgleich von Flüssigkeitsverlusten beim Schwitzen, wobei jedoch auf teure Elektrolytgetränke guten Gewissens verzichtet werden kann. Eine Mischung aus Apfelsaft und Mineralwasser hat fast dieselbe Zusammensetzung. Erwähnenswert ist noch, daß Alkohol den Körper zum Eiweißabbau anregt. Das bedeutet, daß das Bier nach dem Sport dem erhofften Trainingseffekt entgegenwirkt.

Leistungssportler

Ein Leistungssportler, der sich auf einen Wettkampf vorbereitet, benötigt eine Ernährung, die seiner jeweiligen Trainingsphase angepaßt ist. Hierbei sollen folgende Grundsätze beachtet werden:

Zeit bis zum Wettkampf	Ernährung	Ziel
Wochen davor	Mischkost, bei speziellem Krafttraining evtl. mit Eiweiß angereichert	Energieversorgung während des Trainings, Muskelaufbau
2 Tage davor	kohlenhydratreiche Kost (langsam wirkende Kohlenhydrate, also Stärkeprodukte)	Auffüllung der KH-Speicher
bis 4 Stunden davor	leichte Kost	Entlastung des Magens
direkt davor	—	
während des Wettkampfes	schnell wirkende Kohlenhydrate (Obst, zuckerhaltige Getränke, Kekse)	sofortiges Nachfüllen der verbrauchten Energien
danach	kohlenhydratreiche Mischkost	Regeneration; Wiederauffüllung der Speicher; Ersatz von Flüssigkeit, Energieträgern und Eiweißen

Weiterhin ist während des Wettkampfes eine regelmäßige Wasserzufuhr wesentlich, wobei zwar häufig, jedoch immer nur in kleinen Mengen getrunken werden soll, um eine Füllung des Magens zu vermeiden. Die verwendeten Getränke dürfen nicht zu konzentriert sein (da dies weiteren Durst verursacht) und nicht eisgekühlt (weil dies die Wärmeregulation des Körpers durcheinanderbringt).